AF802918

Haider-Strutz

Anatomisches Wörterbuch
für Gesundheitsberufe

Isabel Haider-Strutz

Anatomisches Wörterbuch

für Gesundheitsberufe

facultas

Dr.^{in} Isabel Haider-Strutz

Medizinstudium in Graz, Ausbildung zur Ärztin für Allgemeinmedizin am Kaiser-Franz-Josef-Spital (Klinik Favoriten) und am Wilhelminenspital (Klinik Ottakring) in Wien. Langjährige Lehrtätigkeit an der Schule für allgemeine Gesundheits- und Krankenpflege am Kaiser-Franz-Josef-Spital (Klinik Favoriten), FH-Lektorin an der FH Campus Wien (Hochschule Campus Wien).

Bibliografische Information der Deutschen Nationalbibliothek
Die Deutsche Nationalbibliothek verzeichnet diese Publikation in der Deutschen Nationalbibliografie; detaillierte bibliografische Angaben sind im Internet über http://dnb.d-nb.de abrufbar.

1. Auflage 2025
facultas Verlag, Wien, Österreich
www.facultas.at, office@facultas.at
Satz und Umschlagbild: Florian Spielauer
Lektorat: Susanne Müller-Posch
Abbildungen: Marianne Pataki
Druck: Prime Rate
Printed in the EU
ISBN 978-3-7089-2541-7
E-ISBN 978-3-99111-998-2

Zum Gebrauch dieses Buches

Dieses Wörterbuch versammelt die wichtigsten Begriffe aus der Anatomie und umfasst zwei Teile: eine Sammlung deutscher Begriffe (Sprachrichtung Deutsch – Fachsprache) einerseits sowie einen fachsprachlichen Teil (Fachbegriff – Deutsch) andererseits.

Der deutsche Teil ist inhaltlich geordnet und nach Kapiteln gegliedert, die ungefähr dem Lehrbuch *Anatomie, Biologie und Physiologie für Gesundheitsberufe* folgen. Zu einigen Begriffen gibt es Untereinträge oder statt eines entsprechenden (Fremd-)Wortes eine Erklärung (diese Einträge mit Definition sind grau gesetzt). Diese Struktur soll die Suche und das Lernen erleichtern, indem die Begriffe auch thematisch eingeordnet werden. Der Vollständigkeit halber wurden außerdem einige Fremdwörter ohne deutsche Entsprechung hier aufgenommen und mit einer Definition versehen. Mit * gekennzeichnete Begriffe scheinen in der dazugehörigen Abbildung auf, um ihre Lage und Funktion zu illustrieren.

Das Fremdwörterbuch ist alphabetisch angelegt, was die Suche nach einem konkreten Fachbegriff erleichtern soll. Synonyme oder weitere gebräuchliche Begriffe sind ebenfalls genannt. Wo dies zur Unterscheidung wichtig ist, werden zusätzliche Angaben gemacht (Genitiv, Genus etc.). Auch hier gibt es Einträge, wo statt einer deutschen Entsprechung eine Erklärung aufgeführt ist.

Damit ist dieses Buch praktischer Lernbegleiter ebenso wie Nachschlagewerk für die Praxis.

Verwendete Abkürzungen

allg.	allgemein
f.	feminin
griech.	griechisch
i. S. v.	im Sinne von
lat.	lateinisch
m.	maskulin
n.	neutrum
Pl.	Plural, Mehrzahl

Deutscher Teil

1 Eiweiße, Fette, Kohlenhydrate

Aminosäure	Baustein der Proteine
einfach ungesättigte Fettsäure	Fettsäure mit einer Doppelbindung zwischen den C-Atomen
Einfachzucker	Monosaccharid
Eiweiß	Protein
Fett	Lipid
Fruchtzucker	Fructose
gesättigte Fettsäure	Fettsäure ohne Doppelbindungen zwischen C-Atomen
Glykogen	menschliche und tierische Speicherform der Glukose
Haushaltszucker (Rohr- oder Rübenzucker)	Saccharose
Malzzucker	Maltose
Mannose	häufiger Pflanzenbestandteil, Baustein pflanzlicher Polysaccharide
mehrfach ungesättigte Fettsäuren	Fettsäuren mit zwei oder mehr Doppelbindungen zwischen C-Atomen
Milchzucker	Lactose
Oligopeptid	Verbindung aus bis zu 10 Aminosäuren
Peptid	organische Verbindung aus mehr als 100 Aminosäuren
Polypeptid	Verbindung aus maximal 10 Aminosäuren
Protein	Eiweiß, Verbindung aus mehr als 100 Aminosäuren
Proteinbiosynthese	Neubildung von Eiweißen
Ribose	Zucker mit 5 C-Atomen, Bestandteil der Ribonukleinsäure
Stärke	pflanzliche Speicherform der Glukose
Traubenzucker	Glucose (entspricht dem verwertbaren Blutzucker)
Vielfachzucker	Polysaccharid
Zweifachzucker	Disaccharid

2 Zelle und Gewebe

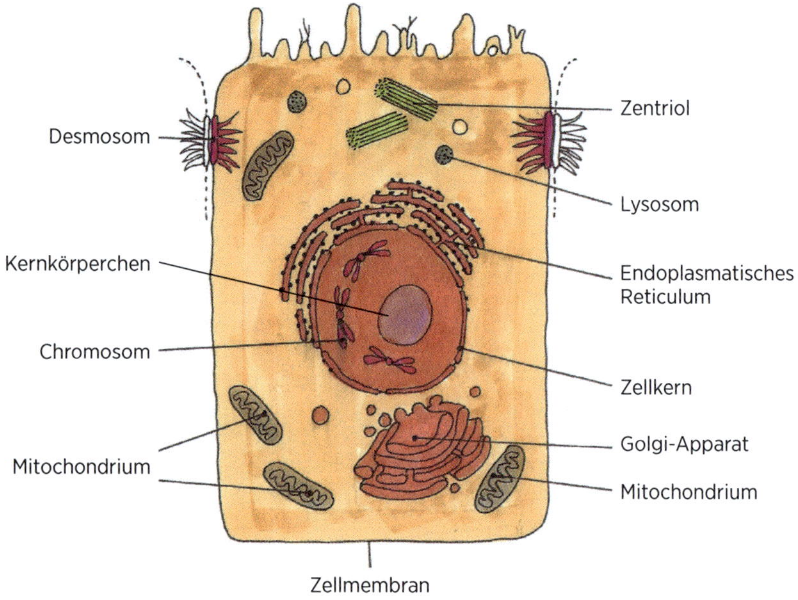

Abb. 1: **Zelle/Cellula**

Allele	Genvarianten an einem bestimmten Chromosomenabschnitt homologer Chromosomen
Autosom	Chromosom, welches kein Geschlechtschromosom ist (die ersten 22 Paare)
Bindegewebszelle	Fibrozyt
– teilungsfähige Bindegewebszelle	Fibroblast
Blast	junge, nicht fertig ausdifferenzierte Zelle
Chromatid	ein Schenkel eines Chromosoms

Chromatin	DNA-Protein-Komplex, aus dem die Chromosomen bestehen
Chromosom*	Träger der genetischen Information im Zellkern (wörtlich griech.: gefärbter Körper)
Deckgewebe	Epithel
Dictyosom	Stapel aus Hohlräumen, die in ihrer Gesamtheit den Golgi-Apparat der Zelle bilden
Diffusion	Durchmischung zweier Stoffe mit dem Ziel eines Konzentrationsausgleichs, indem die Teilchen vom Ort höherer zum Ort niedriger Konzentration wandern
diploider Chromosomensatz	doppelter Chromosomensatz mit 23 Chromosomenpaaren (46 Chromosomen)
dominant	a) Erbgang: bei heterozygoten Individuen (besitzen einen doppelten Chromosomensatz mit unterschiedlichen Allelen) wird nur das vorherrschende (dominante) Merkmal im Phänotyp sichtbar, b) in Erscheinung tretendes Erbmerkmal
Drüse	Glandula
– apokrine Sekretion	Sekretabgabe mit Verlust der Zellspitze der sezernierenden Drüsenzelle
– Drüsenzelle	Cellula glandulosa
– dünnflüssig	serös
– endokrin	Ausscheidungsmodus von Hormondrüsen, die ihre „Produkte" nach innen, also direkt an das Blut abgeben
– exokrin	Ausscheidungsmodus von Drüsen, die ihre „Produkte" über einen Ausführungsgang an eine Oberfläche abgeben
– holokrine Sekretion	Sekretabgabe mit vollständigem Verlust der sezernierenden Drüsenzelle
– merokrine Sekretion	Sekretabgabe mit geringem Zellverlust der sezernierenden Drüsenzelle
– zähflüssig, schleimig	mukös
Eizelle (weibliche Keimzelle)	Oozyte
– befruchtete Eizelle	Zygote
embryonales Bindegewebe	Mesenchym

Entspannen, Ausweiten von Hohlorganen	Dilatation
Entspannen, Erschlaffen von Muskelfasern	Relaxation
Eukaryot	Lebewesen, dessen Zellen Zellkerne besitzen
fadenförmige Zellausstülpungen	Mikrovilli
Faszie	bindegewebige Umhüllung eines Muskels
Flimmerhärchen	Kinozilie
Fresszelle	Phagozyt
Gen	a) Abschnitt der DNA, welcher eine Erbanlage kodiert b) Erbfaktor entsprechend eines Chromosomenabschnittes
Genom	Gesamtheit der Erbmasse eines Lebewesens
Genotyp	gesamte genetische Ausstattung eines Individuums
Geschlechtschromosom (das 23. Chromosomenpaar)	Gonosom
glasartig, durchscheinend	hyalin
große Fresszelle	Makrophage
haploider Chromosomensatz	einfacher Chromosomensatz mit 23 Chromosomen (Eizelle, Spermienzelle)
heterozygot	gemischterbig, i. S. v. „nicht idente Merkmale zusammengehöriger Allele"
homozygot	reinerbig, i. S. v. „idente Merkmale zusammengehöriger Allele"
innere Knochenhaut	Endost
Karyogramm	geordnete grafische Darstellung der Chromosomen
Karyotyp	Erscheinungsbild der Gesamtheit der Chromosomen (Norm: 22 Autosomenpaare, 1 Gonosomenpaar = 23 Chromosomenpaare oder 46 Chromosomen)
Keimblatt	Zellschicht während der embryonalen Entwicklung, aus der bestimmte Gewebe entstehen
– äußeres	Ektoderm

— inneres	Entoderm (Endoderm)
— mittleres	Mesoderm
Kernkörperchen*	Nucleolus
kleine Fresszelle	Mikrophage
Knochenhaut (Beinhaut)	Periost
Knochenzelle	Osteozyt
— Knochenfresszelle	Osteoklast
— teilungsfähige Knochenzelle	Osteoblast
Knorpel	Cartilago (lat.), Chondros (griech.)
Knorpelzelle	Chondrozyt
— Knorpelfresszelle	Chondroklast
— teilungsfähige Knorpelzelle	Chondroblast
kodominant	zwei unterschiedliche Allele sind gleichwertig und werden gemeinsam im Phänotyp sichtbar
kontraktile Einheit des Muskels	Sarkomer
Meiose	Reifeteilung; Teilung der Geschlechtszellen, bei der vier genetisch verschiedene Zellen mit haploidem Chromosomensatz entstehen
Mesothel	Epithel der serösen Häute eines Organismus (Auskleidung von Körperhöhlen, Organüberzüge)
Mitose	Zellteilung, bei der zwei genetisch idente Zellen mit diploidem Chromosomensatz entstehen
Muskel	Musculus
— dreiköpfiger Muskel	Triceps
— Muskel, der eine bestimmte Bewegung bewirkt	Agonist
— Muskel, der eine entgegengesetzte Bewegung bewirkt	Antagonist
— Muskel, der die Bewegung eines anderen Muskels unterstützt	Synergist
— Muskelfäserchen (Untereinheit einer Muskelfaser)	Myofibrille
— vierköpfiger Muskel	Quadriceps

— zweiköpfiger Muskel	Biceps
Muskelzelle	Myozyt
Nervenzelle	Neuron
— kurzer Fortsatz	Dendrit
— langer Fortsatz	Axon oder Neurit
Nukleinsäuren	Makromoleküle aus Nukleotiden, die als DNS – Desoxyribonekleinsäure (oder DNA – Desoxyribonucleic acid) der Speicherung der Gene oder Proteinbaupläne sowie als RNS – Ribonukleinsäure (oder RNA – Ribonucleic acid) der Informationsübertragung dieser Baupläne dienen
— DNS (Desoxyribonukleinsäure)	Doppelstrang aus Nukleotiden, Träger der Erbsubstanz
— Messenger-RNA (m-RNA)	Boten-RNA, die die genetische Information der DNA aus dem Zellkern zum Bildungsort der Proteine transportiert
— Nukleotid	Baustein der Nukleinsäuren aus einer organischen Base, einem Zuckermolekül und mindestens einem Phosphatrest
— ribosomale RNA (r-RNA)	RNA am Ort der Proteinbildungsstätte, den Ribosomen
— RNS (Ribonukleinsäure)	Einzelstrang aus Nukleotiden
— Transfer-RNA (t-RNA)	„Übersetzer"-RNA; sie transferiert die Information der m-RNA in die richtige Abfolge der Aminosäuren eines Proteins
„Organe" der Zelle	Zellorganellen
— endoplasmatisches Reticulum*	membranumschlossenes Röhrensystem im Zytoplasma zur Protein- und Lipidsynthese
— Golgi-Apparat*	Zellorganell zur Verarbeitung von Proteinen; gibt Transportvesikel und Lysosomen durch Abschnürung seiner Membranen ab
— Lysosom*	mit Verdauungsenzymen gefülltes Bläschen im Zytoplasma
— Mitochondrium*	energieproduzierendes Zellorganell mit mütterlichem DNA-Anteil
— Ribosom	Zellteilchen aus Proteinen und r-RNA zur Proteinsynthese

– Zentriol*	röhrenförmiges Zellorganell, Ausgangspunkt für die Mitosespindel bei Zellteilung
– Zentrosom	ein Paar Zentriolen
Organfunktionsgewebe	Parenchym
Organstützgewebe	Stroma
Osmose	Durchmischung zweier Stoffe mit dem Ziel eines Konzentrationsausgleiches, indem sich das Lösungsmittel durch eine semipermeable Membran vom Ort niedriger zum Ort hoher Konzentration bewegt
Phagosom	Organelle in Phagozyten, die phagozytierte Teilchen einschließen
Phagozytose	Aufnahme von Partikeln oder Mikroorganismen durch Fresszellen (Phagozyten)
Phänotyp	äußeres Erscheinungsbild eines Individuums
programmierter (gewollter, kontrollierter) Zelltod	Apoptose
Prokaryot	Einzeller, der keinen Zellkern besitzt
rezessiv (Merkmal)	nicht in Erscheinung tretendes Erbmerkmal
Samenzelle (männliche Keimzelle)	Spermium
Sarkomer	kleinste kontraktile Einheit einer Muskelfaser
spontane Veränderung des Erbgutes einer Zelle	Mutation
Stammzelle	
– adulte Stammzelle	schon differenzierte Stammzelle, die sich noch in unterschiedliche Zellen eines bestimmten Gewebes differenzieren kann
– „alleskönnende" (totipotente, omnipotente) Stammzelle	kann sich in alle Zelltypen des Organismus differenzieren
– embryonale Stammzelle	sowohl totipotente (omnipotente) Stammzellen der Zygote als auch pluripotente Stammzellen der Blastozyste
– „vielkönnende" (multipotente) Stammzelle	kann sich in unterschiedliche Zellen eines Gewebetyps differenzieren (z. B. Knochenmarkstammzelle)
Stützzelle des Nervensystems	Gliazelle

– Astrozyt	sternförmige Gliazelle des zentralen Nervensystems
– Oligodendrozyt	Myelinscheiden bildende Gliazelle des zentralen Nervensystems
– Schwann-Zelle	Myelinscheiden bildende Gliazelle des peripheren Nervensystems
Synapse	Kontaktstruktur zwischen zwei Nervenzellen, die der Reizübermittlung dient
Translation	Übersetzen der Information der m-RNA in die Abfolge der Aminosäuren jenes Eiweißes, das dieser Information entspricht
Transkription	Ablesen einer genetischen Information von der DNA
Zelle	Cellula
Zellkern*	Nucleus
Zellmembran*	Plasmalemma
Zellplasma	Cytoplasma, Zytoplasma
Zellverbindungen	
– Desmosom*	Zellkontakt zur Stabilisierung von Geweben
– Gap Junctions	Kanälchen-förmige Zellverbindungen zwischen benachbarten Zellmembranen
– Tight Junctions	feste Zellverbindungen zur Stabilisierung von Epithelzellverbänden
Zusammenziehen (Verkürzen, Anspannen) von Muskelfasern	Kontraktion
Zytoskelett	faden- oder röhrenförmiges Stützgerüst der Zelle
Zytosol	flüssige Phase des Zellplasmas

3 Beschreibung von Körperteilen

Gehirn	Cerebrum
Gesicht	Facies
Hals	Collum
– Kehlgrube, Drosselgrube (Grube zwischen den Schlüsselbeinen)	Jugulum
– Nacken	Nucha
Kopf	Caput
– Auge	Oculus
– Kinn	Mentum
– Lippe (des Mundes)	Labium oris
– Mund	Os, oris *nicht zu verwechseln mit: Os, ossis – Knochen*
– Nase	Nasus
– Ohr	Auris
– Schädeldecke oder Schädelkalotte	Calvaria
– Wange	Bucca
Körper	Corpus
obere Extremität (obere Gliedmaße)	Membrum superius
– Achsel	Axilla
– Daumen	Pollex
– Ellenbogen	Cubita, auch Cubitus
– Finger	Digitus manus
– Hand	Manus
– Handfläche	Palma manus
– Handrücken	Dorsum manus
– kleiner Finger	Digitus minimus
– Mittelfinger	Digitus medius
– Oberarm	Brachium
– Ringfinger	Digitus anularius
– Schultergürtel (Gürtel der oberen Extremität)	Cingulum membri superioris

– Unterarm	Antebrachium
– Zeigefinger	Index
Rumpf	Truncus
– Bauch	Abdomen
– Bauchhöhle	Cavitas abdominalis
– Becken	Pelvis
– Beckenausgang	Apertura pelvis inferior
– Beckeneingang	Apertura pelvis superior
– Beckenhöhle	Cavitas pelvis
– Brust	Mamma
– Brustdrüse	Glandula mammaria
– Brusthöhle	Cavitas thoracis
– Brustkorb	Thorax
– Brustkorböffnung	Apertura thoracis
– Brustwarze	Mamilla
– Darm	Intestinum
– Eingeweide	Viscera
– Gesäß	Natis, Podex (lat.), Glutos (griech.)
– großes Becken	Pelvis major
– kleines Becken	Pelvis minor
– Leiste	Inguen
– Nabel	Umbilicus
– Rücken	Dorsum
– Pleurahöhle	Cavitas pleuralis
– Zwischenfellraum	Mediastinum
Schädel	Cranium
– Gesichtsschädel	Viscerocranium
– Hirnschädel	Neurocranium
untere Extremität (untere Gliedmaße)	Membrum inferius
– Beckengürtel (Gürtel der unteren Extremität)	Cingulum pelvicum, Cingulum membri inferioris
– Ferse	Calx
– Fuß	Pes

– Fußrücken	Dorsum pedis
– Fußsohle	Planta pedis
– Großzehe	Hallux
– Hüfte	Coxa
– Knie	Genus, genus *nicht verwechseln mit: Genus, generis – Abstammung, Geschlecht*
– Kniekehle	Poples
– Oberschenkel	Femen
– Unterschenkel	Crus
– Wade	Sura
– Zehe	Digitus pedis
Zwerchfell	Diaphragma
– Aortenschlitz	Hiatus aorticus
– Hohlvenenloch	Foramen venae cavae
– Sehnenplatte des Zwerchfells	Centrum tendineum
– Speiseröhrenschlitz	Hiatus oesophageus

4 Skelett

Band	Ligamentum
Bewegungsrichtungen	
– Abspreizen eines Körperteils vom Körper	Abduktion
– Auswärtsdrehung des Unterarms/ Unterschenkels	Supination
– Beugung	Flexion
– Beugung der Hand zur Handinnen- fläche hin	Palmarflexion
– Beugung des Fußes zur Fußsohle hin	Plantarflexion
– Bewegen einer Extremität nach vorne	Anteversion
– Bewegung der Hand oder des Fußes zum Handrücken/Fußrücken hin	Dorsalflexion
– Bewegung einer Extremität nach hinten	Retroversion
– Drehbewegung einer Extremität um ihre Längsachse	Rotation
– Einwärtsdrehung des Unterarms/ Unterschenkels	Pronation
– Heranführen eines Körperteils zum Körper	Adduktion
– Streckung	Extension
echtes Gelenk	Diarthrose
– Eigelenk	Articulatio ellipsoidea
– Kugelgelenk	Articulatio sphaeroidea
– planes (ebenes) Gelenk	Articulatio plana
– Radgelenk (Zapfengelenk)	Articulatio trochoidea
– Sattelgelenk	Articulatio sellaris
– Scharniergelenk	Ginglymus
Gelenk	Articulatio
Gelenkfläche	Facies articularis
Gelenkfortsatz	Processus articularis
Gelenkkapsel	Capsula articularis
Gelenkknorpel	Cartilago articularis
Gelenkkopf	Caput articulare

Gelenkpfanne	Cavitas (Fovea) articularis
Gelenkschmiere	Synovia
Gelenkspalt	Rima articularis
innere (schwammartige) Substanz des Knochens	Substantia spongiosa, Spongiosa
Knochen	Os, ossis *nicht verwechseln mit: Os, oris – Mund*
— Havers-Kanal	zentraler gefäßführender Kanal der kleinsten Baueinheiten (Osteon) des Lamellenknochens
— Knochenende	Epiphyse
— Knochenhaut	Periost
— Knochenrinde	Substantia compacta, Corticalis
— Knochenschaft	Diaphyse
— Volkmann-Kanal	horizontal verlaufender Knochenkanal, der die Havers-Kanäle miteinander verbindet
kurzer Knochen	Os breve
langer Knochen (Röhrenknochen)	Os longum
luftgefüllter Knochen	Os pneumaticum
Metaphyse	Knochenabschnitt zwischen Epiphyse und Diaphyse
platter Knochen	Os planum
Schleimbeutel	Bursa synovialis
Sehne	Tendo
Substantia compacta	kompakte Substanz des Knochens
Substantia corticalis	Rindenschicht (äußere Schicht) des Knochens
Substantia spongiosa	schwammartige Substanz (innere Knochensubstanz)
unechtes Gelenk (kontinuierliche Verbindung zweier Knochen)	Synarthrose
— Bandhaft (bindegewebige Verbindung zweier Knochen)	Syndesmose
— Knochenhaft (verknöcherte Verbindung zweier Knochen)	Synostose
— Knorpelhaft (knorpelige Verbindung zweier Knochen)	Synchondrose

unregelmäßiger Knochen	Os irregulare
Verknöcherung	Ossifikation
— direkte (aus Bindegewebe) Verknöcherung	desmale Ossifikation
— indirekte (aus Knorpelgewebe)	chondrale Ossifikation
— Verknöcherung des Knorpels von außen	perichondrale Ossifikation
— Verknöcherung innerhalb des Knorpels	enchondrale Ossifikation
Wachstumsfuge	Epiphysenfuge
Zwischenscheibe im Gelenkspalt	Meniscus

Schädel/Cranium

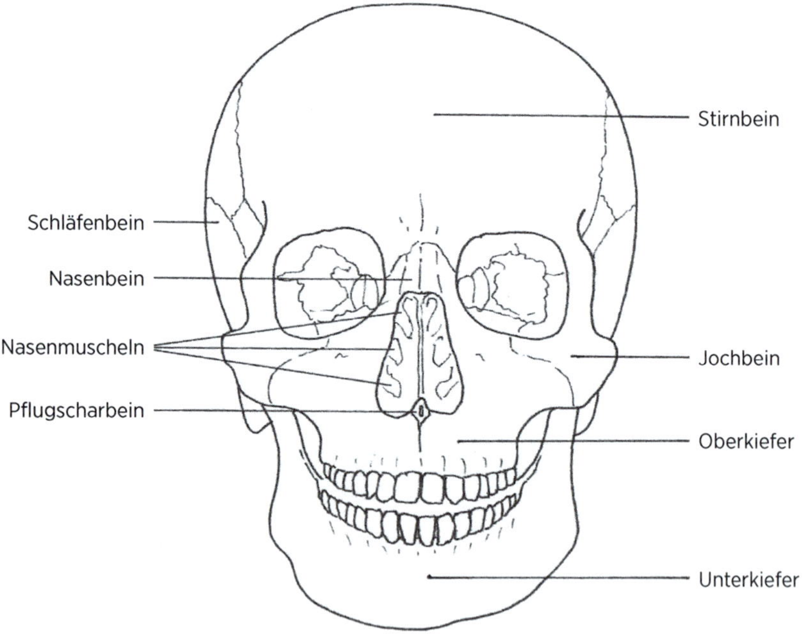

Abb. 2: **Schädel/Cranium**

Fontanelle	Fonticulus
— große (vordere) Fontanelle	Fonticulus anterior
— hintere Seitenfontanelle	Fonticulus mastoideus
— kleine (hintere) Fontanelle	Fonticulus posterior
— vordere Seitenfontanelle	Fonticulus sphenoidalis
Gaumenbein	Os palatinum
— horizontale Knochenlamelle	Lamina horizontalis (hinterer Anteil des knöchernen Gaumens)
— senkrechte Knochenlamelle	Lamina perpendicularis (Teil der knöchernen Nasenscheidewand)
Hinterhauptsbein	Os occipitale
— Hinterhauptsloch	Foramen magnum
— Hinterhauptsschuppe	Squama occipitalis
Jochbein*	Os zygomaticum
— Oberkieferfortsatz	Processus maxillaris
— Schläfenbeinfortsatz	Processus temporalis
— Stirnbeinfortsatz	Processus frontalis
Keilbein	Os sphenoidale
— Keilbeinflügel	Ala ossis sphenoidalis
— Keilbeinhöhle	Sinus sphenoidalis
— Türkensattel	Sella turcica
Kiefergelenk	Articulatio temperomandibularis
Nasenbein	Os nasale
— Nasenscheidewand	Septum nasi
— obere, mittlere, untere Nasenmuschel	Concha nasalis superior, media, inferior
Oberkiefer*	Maxilla
— Alveolarfortsatz	Processus alveolaris maxillae (beherbergt die Zahnfächer für die Zahnwurzeln des Oberkiefers)
— Gaumenfortsatz	Processus palatinus (Großteil des knöchernen Gaumens)
— Oberkieferhöhle	Sinus maxillaris
Pflugscharbein*	Vomer
— Pflugscharbeinflügel	Ala vomeris

Schädelbasis	Basis cranii
Schädeldach (Schädelkalotte)	Calvaria
Schädelnaht	Sutura
– Hinterhaupt-Scheitelbeinnaht	Sutura occipitoparietalis
– Kranznaht	Sutura coronalis
– Lambdanaht	Sutura lambdoidea
– Pfeilnaht, Sagittalnaht	Sutura sagittalis
– Schuppennaht	Sutura squamosa
– Stirnbein-Oberkiefernaht	Sutura frontomaxillaris
– Stirnnaht	Sutura frontalis
Scheitelbein	Os parietale
Schläfenbein*	Os temporale
– äußere Gehörgangsöffnung	Porus acusticus externus
– Felsenbein	Pars petrosa ossis temporalis
– Griffelfortsatz	Processus styloideus
– Jochbogen	Arcus zygomaticus
– Schläfenbeinschuppe	Pars squamosa ossis temporalis
– Warzenfortsatz	Processus mastoideus
Siebbein	Os ethmoidale
– Siebbeinzellen	Cellulae ethmoidales
Stirnbein*	Os frontale
– Glabella	haarlose Stelle zwischen den Augenbrauen
Tränenbein	Os lacrimale
Unterkiefer*	Mandibula
– Alveolarfortsatz	Processus alveolaris
– Gelenkfortsatz	Processus condylaris
– Kronenfortsatz	Processus coronoideus
– Unterkieferast	Ramus mandibulae
– Unterkieferkörper	Corpus mandibulae

Skelett

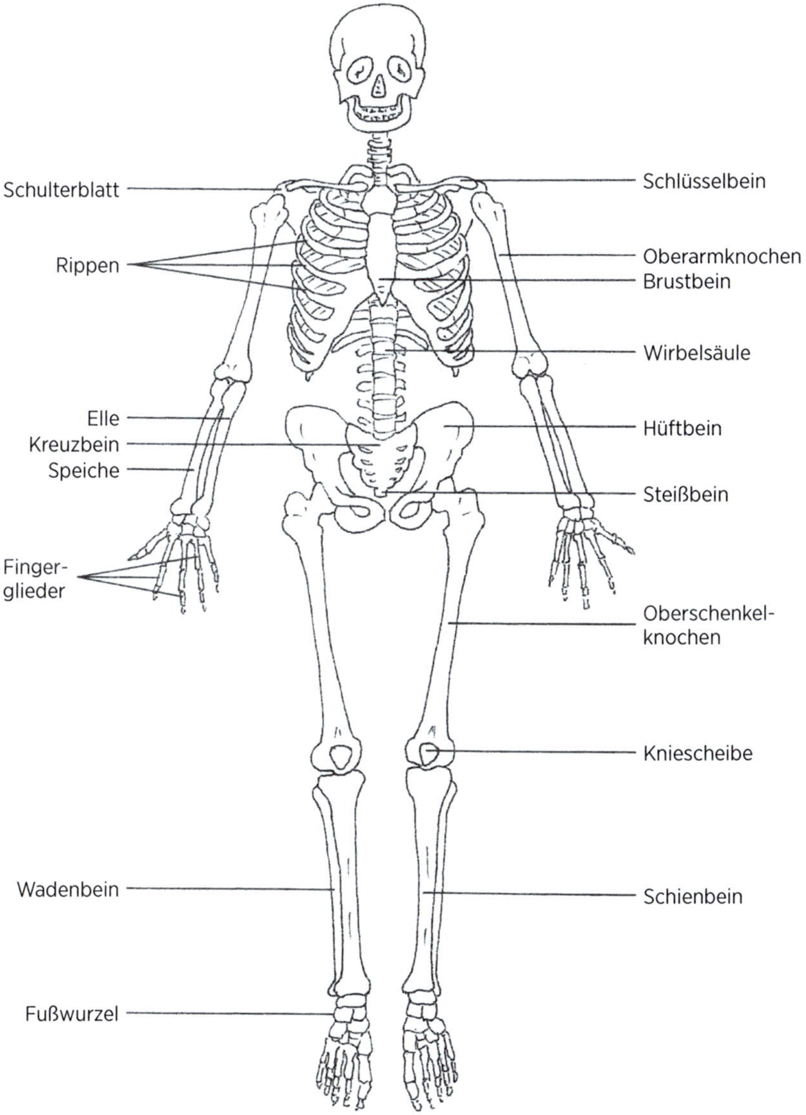

Abb. 3: **Skelett/Skeleton**

Becken	Pelvis
— Beckenausgangsebene	Apertura pelvis inferior
— Beckeneingangsebene	Apertura pelvis superior
— Darmbein*	Os ilium
— Darmbeinkamm*	Crista iliaca
— Darmbeinschaufel	Ala ossis ilii
— Darmbeinstachel	Spina iliaca
— hinterer oberer Darmbeinstachel	Spina iliaca posterior superior
— hinterer unterer Darmbeinstachel	Spina iliaca posterior inferior
— Hüftgelenkspfanne	Acetabulum
— Hüftloch*	Foramen obturatum (obturatorium)
— Knochenvorsprung des Kreuzbeins*	Promontorium ossis sacri
— Kreuzbein*	Os sacrum
— Schambein*	Os pubis
— Schambeinast	Ramus ossis pubis
— Schambeinfuge*	Symphysis pubica, Symphyse
— Schambeinkörper	Corpus ossis pubis
— Sitzbein*	Os ischii
— Sitzbeinhöcker*	Tuber ischiadicum
— Sitzbeinkörper	Corpus ossis ischii
— Sitzbeinstachel	Spina ischiadica
— Steißbein*	Os coccygis
— vorderer oberer Darmbeinstachel*	Spina iliaca anterior superior
— vorderer unterer Darmbeinstachel*	Spina iliaca anterior inferior
Brustbein*	Sternum
— Brustbeinkörper	Corpus sterni
— Handgriff	Manubrium sterni
— Schwertfortsatz	Processus xyphoideus
Elle*	Ulna
— Ellenhaken	Olecranon
— Ellenschaft	Corpus ulnae
— Gelenkkopf	Caput ulnae

– Griffelfortsatz	Processus styloideus ulnae
– Kronenfortsatz	Processus coronoideus
Fingerglieder*: Grund-, Mittel-, Endglied	Phalanx proximalis, Phalanx media, Phalanx distalis (Daumen: Phalanx proximalis, Phalanx distalis)
Fuß	Pes
Fußwurzel*	Tarsus
– (drei) Keilbeine	Os cuneiforme mediale, intermedium et laterale
– Fersenbein	Calcaneus
– Kahnbein	Os naviculare
– Sprungbein	Talus
– Würfelbein	Os cuboideum
Fußwurzelknochen	Ossa tarsi
Hand	Manus
Handwurzel*	Carpus
– Dreiecksbein	Os triquetrum
– Erbsenbein	Os pisiforme
– großes Vieleckbein	Os trapezium
– Hakenbein	Os hamatum
– Kahnbein	Os scaphoideum
– kleines Vieleckbein	Os trapezoideum
– Kopfbein	Os capitatum
– Mondbein	Os lunatum
– Karpalkanal (Karpaltunnel)	Canalis carpi
Hüftbein*	Os coxae
– Darmbein	Os ilium
– Schambein	Os pubis
– Sitzbein	Os ischii
Kniescheibe*	Patella
Kreuzbein*	Os sacrum
Kyphose	konkave Krümmung der Wirbelsäule nach vorne

Lordose	konvexe Krümmung der Wirbelsäule nach vorne
Mittelfuß	Metatarsus
Mittelfußknochen	Ossa metatarsi
Mittelhand	Metacarpus
Mittelhandknochen	Ossa metacarpi
Oberarmknochen*	Humerus
– Gelenkrolle	Trochlea humeri
– Humerushals	Collum humeri
– Humeruskopf	Caput humeri
– Humerusköpfchen	Capitulum humeri
– Humerusschaft	Corpus humeri
– lateraler Knochenvorsprung	Epicondylus lateralis humeri
– medialer Knochenvorsprung	Epicondylus medialis humeri
Oberschenkelknochen*	Os femoris, Femur
– äußerer Gelenkfortsatz	Condylus lateralis femoris
– äußerer Knochenvorsprung	Epicondylus lateralis femoris
– großer Rollhügel	Trochanter major
– innerer Gelenkfortsatz	Condylus medialis femoris
– innerer Knochenvorsprung	Epicondylus medialis femoris
– kleiner Rollhügel	Trochanter minor
– Oberschenkelhals	Collum femoris
– Oberschenkelkopf	Caput femoris
– Oberschenkelschaft	Corpus femoris
Rippe*	Costa
– echte Rippe	Costa vera
– unechte Rippe	Costa spuria
Schienbein*	Tibia
– Gelenksknorren	Condylus (medialis et lateralis) tibiae
– Innenknöchel	Malleolus medialis
– Schienbeinkopf	Caput tibiae
– Schienbeinschaft	Corpus tibiae

Tuberositas tibiae	Rauigkeit an der Vorderseite der Tibia zum Ansatz des M. quadriceps femoris
Schlüsselbein*	Clavicula
— äußeres Schlüsselbeinende	Extremitas acromialis
— inneres Schlüsselbeinende	Extremitas sternalis
Schulterblatt*	Scapula
— Gelenkpfanne	Cavitas glenoidalis
— Rabenschnabelfortsatz	Processus coracoideus
— Schulterblattgräte	Spina scapulae
— Schulterhöhe	Acromion
Speiche*	Radius
— Griffelfortsatz	Processus styloideus
— Speichenkopf	Caput radii
— Speichenschaft	Corpus radii
— Ringband des Radius	Ligamentum anulare radii
Steißbein*	Os coccygis
Wadenbein*	Fibula
— Außenknöchel	Malleolus lateralis
Wirbel	Vertebra (lat.), Spondylos (griech.)
— Brustwirbel	Vertebra thoracica
— erster Halswirbel	Atlas
— Halswirbel	Vertebra cervicalis
— Lendenwirbel	Vertebra lumbalis
— siebter Halswirbel	Vertebra prominens
— zweiter Halswirbel	Axis
Wirbel (Aufbau)	
— Dornfortsatz	Processus spinosus
— Gelenkfortsatz	Processus articularis
— Querfortsatz	Processus transversus
— Wirbelbogen	Arcus vertebrae
— Wirbelkörper	Corpus vertebrae
— Wirbelloch	Foramen vertebrale
— Zahn des Axis	Dens axis

Wirbelsäule*	Columna vertebralis
– Bandscheibe	Discus intervertebralis
– Wirbelkanal	Canalis spinalis
– zwischen den Wirbeln	intervertebral
– Zwischenwirbelloch	Foramen intervertebrale
Zehenglieder: Grund-, Mittel-, Endglied	Phalanx proximalis, media et distalis (Großzehe: Phalanx proximalis, Phalanx distalis)
Zungenbein	Os hyoideum

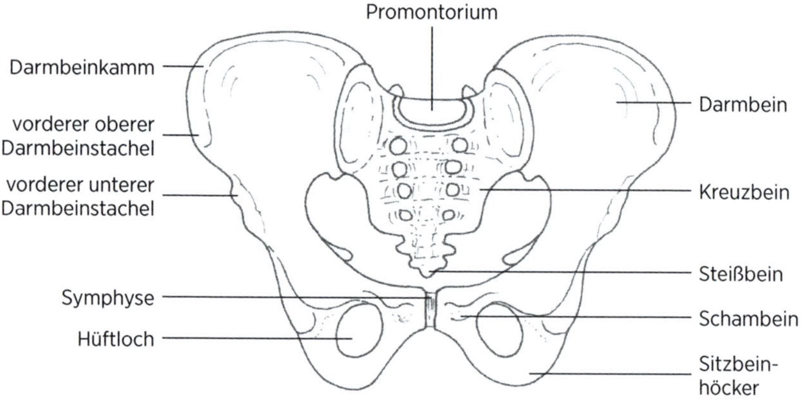

Abb. 4: **Beckenboden**

Gelenk/Articulatio

Band	Ligamentum
– breitflächige Sehne	Aponeurose
– Halteband	Retinaculum
– Leistenband	Ligamentum inguinale
– Querband des 1. Halswirbels	Ligamentum transversum atlantis
– Ringband der Speiche	Ligamentum anulare radii
– Zwischenknochenmembran	Membrana interossea
distales Handgelenk	Articulatio mediocarpalis
Ellbogengelenk	Articulatio cubiti
– Oberarm-Ellengelenk	Articulatio humeroulnaris
– Oberarm-Speichengelenk	Articulatio humeroradialis
– proximales Speichen-Ellengelenk	Articulatio radioulnaris proximalis
Fußwurzel-Mittelfußgelenke	Articulationes tarsometatarsales
Gelenkfläche	Facies articularis
Handwurzel-Mittelhandgelenke	Articulationes carpometacarpalia
Hüftgelenk	Articulatio coxae
Kiefergelenk	Articulatio temporomandibularis
Kniegelenk	Articulatio genus
– Außenmeniskus	Meniscus lateralis
– äußeres Seitenband	Ligamentum collaterale fibulare/laterale
– Innenmeniskus	Meniscus medialis
– inneres Seitenband	Ligamentum collaterale tibiale/mediale
– vorderes und hinteres Kreuzband	Ligamentum cruciatum anterius et posterius
Kreuz-Darmbeingelenk (Iliosakralgelenk)	Articulatio sacroiliaca
oberes Sprunggelenk	Articulatio talocruralis
proximales Handgelenk	Articulatio radiocarpalis
Schultereckgelenk	Articulatio acromioclavicularis
Schultergelenk	Articulatio glenohumeralis
unteres Sprunggelenk	Articulatio talotarsalis
Zwischenwirbelgelenk	Articulatio intervertebralis

5 Skelettmuskulatur

motorische Einheit	setzt sich aus einer motorischen Nervenzelle (Motoneuron) und allen von ihr innervierten Muskelfasern zusammen
motorische Endplatte	Kontaktstelle (Synapse) zwischen einer motorischen Nervenzelle und einer Muskelzelle zur Weiterleitung einer Erregung
Muskel	Musculus
Muskelfäserchen	Myofibrille (kontraktile Funktionseinheit einer Muskelzelle aus aneinander gereihten Sarkomeren)
Sarkomer	kleinste kontraktile Einheit einer Muskelzelle, welche aus dickeren parallel angeordneten Myosinfilamenten und dünnen Aktinfilamenten besteht
sarkoplasmatisches Reticulum	endoplasmatisches Reticulum, welches die Muskelzelle umgibt
Schleimbeutel	Bursa synovialis
Sehne	Tendo
Sehnenscheide	Vagina synovialis
Zellmembran der Muskelzelle	Sarkolemm

Kaumuskulatur

Kaumuskel	Musculus masseter
Schläfenmuskel	Musculus temporalis

Mimische Muskulatur

Augenringmuskel	Musculus orbicularis oculi
großer und kleiner Jochbeinmuskel	Musculus zygomaticus major et minor
Hinterhauptsmuskel	Musculus occipitalis
Lachmuskel	Musculus risorius
Mundringmuskel	Musculus orbicularis oris
Mundwinkelheber	Musculus levator anguli oris

Mundwinkelsenker	Musculus depressor anguli oris
Oberlippenhebermuskel	Musculus levator labii superioris
Stirnmuskel	Musculus frontalis
Unterlippensenkermuskel	Musculus depressor labii inferioris
Wangenmuskel	Musculus buccinator

Halsmuskulatur

gerader Kopfmuskel	Musculus rectus capitis
Hautmuskel des Halses	Platysma
Kopfwender	Musculus sternocleidomastoideus
langer Kopfmuskel	Musculus longus capitis

Rumpfmuskulatur – Atemmuskulatur

äußere Zwischenrippenmuskeln	Musculi intercostales externi
innere Zwischenrippenmuskeln	Musculi intercostales interni
Zwerchfell	Diaphragma

Bauchmuskulatur

gerader Bauchmuskel	Musculus rectus abdominis
Leistenband	Ligamentum inguinale
Leistenkanal	Canalis inguinalis
Linea alba	längs verlaufender Sehnenstreifen zwischen den beiden geraden Bauchmuskeln in Form einer „weißen Linie“, vom Schwertfortsatz des Brustbeins bis zur Symphyse des Beckens
Nabel	Umbilicus
querer Bauchmuskel	Musculus transversus abdominis
Rektusscheide	Vagina musculi recti abdominis
schräger Bauchmuskel	Musculus obliquus abdominis

Beckenbodenmuskulatur

Afterhebermuskel	Musculus levator ani
Analrinne	Crena ani
Damm	Perineum
Gesäßspalte	Rima ani
oberflächlicher querverlaufender Dammmuskel	Musculus transversus perinei superficialis
Schwellkörpermuskel	Musculus bulbospongiosus
Sitzbein-Schwellkörpermuskel	Musculus ischiocavernosus
Steißbeinmuskel	Musculus coccygeus
tiefer querverlaufender Dammmuskel	Musculus transversus perinei profundus

Schulter- und Armmuskulatur

Auswärtsdreher	Musculus supinator
Bizeps (zweiköpfiger Armmuskel)	Musculus biceps brachii
breit(est)er Rückenmuskel	Musculus latissimus dorsi
Brustmuskel (großer und kleiner)	Musculus pectoralis (major et minor)
Daumenbeuger (langer und kurzer)	Musculus flexor pollicis (longus et brevis)
Daumenheranzieher	Musculus adductor pollicis
Daumenspreizer	Musculus abductor pollicis
Daumenstrecker (langer und kurzer)	Musculus extensor pollicis (longus et brevis)
Deltamuskel	Musculus deltoideus
Fingerbeuger	Musculus flexor digitorum
Fingerstrecker	Musculus extensor digitorum
Gegensteller des Daumens	Musculus opponens pollicis
langer Hohlhandmuskel	Musculus palmaris longus
Oberarmmuskel	Musculus brachialis
Oberarmspeichenmuskel	Musculus brachioradialis
Obergrätenmuskel	Musculus supraspinatus
radialer Handbeuger	Musculus flexor carpi radialis

radialer Handstrecker (langer und kurzer)	Musculus extensor carpi radialis (longus et brevis)
Rautenmuskel (großer und kleiner)	Musculus rhomboideus (major et minor)
runder Einwärtsdreher	Musculus pronator teres
Rundmuskel (großer und kleiner)	Musculus teres (major et minor)
Schulterblattheber	Musculus levator scapulae
Trapezmuskel (Kapuzenmuskel)	Musculus trapezius
Trizeps (dreiköpfiger Armmuskel)	Musculus triceps brachii
ulnarer Handbeuger	Musculus flexor carpi ulnaris
ulnarer Handstrecker	Musculus extensor carpi ulnaris
Untergrätenmuskel	Musculus infraspinatus
Unterschlüsselbeinmuskel	Musculus subclavius
Unterschulterblattmuskel	Musculus subscapularis
viereckiger und runder Einwärtsdreher	Musculus pronator quadratus et teres
vorderer Sägemuskel	Musculus serratus anterior
wurmförmige Handmuskeln	Musculi lumbricales manus
Zwischenknochenmuskeln	Musculi interossei

Hüft- und Beinmuskulatur

birnenförmiger Muskel	Musculus piriformis
Darmbein-Lendenmuskel	Musculus iliopsoas
dreiköpfiger Wadenmuskel	Musculus triceps surae; setzt sich zusammen aus:
– Achillessehne	Tendo calcaneus oder Tendo Achillis
– Schollenmuskel	Musculus soleus
– Zwillingswadenmuskel	Musculus gastrocnemius surae
gerader Oberschenkelmuskel	Musculus rectus femoris
größter (großer) Gesäßmuskel	Musculus gluteus maximus
Großzehenbeuger	Musculus flexor hallucis
Großzehenheranführer	Musculus adductor hallucis
Großzehenspreizer	Musculus abductor hallucis
Großzehenstrecker	Musculus extensor hallucis

halbmembranöser Muskel	Musculus semimembranosus
Halbsehnenmuskel	Musculus semitendinosus
Kammmuskel	Musculus pectineus
kurzer Wadenbeinmuskel	Musculus fibularis (peroneus) brevis
langer Großzehenbeuger	Musculus flexor hallucis longus
langer Großzehenstrecker	Musculus extensor hallucis longus
langer Wadenbeinmuskel	Musculus fibularis (peroneus) longus
langer Zehenbeuger	Musculus flexor digitorum longus
langer Zehenstrecker	Musculus extensor digitorum longus
mittlerer und kleiner Gesäßmuskel	Musculus gluteus medius et minimus
oberer und unterer Zwillingsmuskel	Musculus gemellus superior et inferior
Oberschenkeladduktoren (Heranzieher)	
– großer Adduktor	Musculus adductor magnus
– kurzer Adduktor	Musculus adductor brevis
– langer Adduktor	Musculus adductor longus
Oberschenkelbizeps (zweiköpfiger Oberschenkelmuskel)	Musculus biceps femoris
Quadrizeps (vierköpfiger Oberschenkelmuskel)	Musculus quadriceps femoris
Schenkelbindenspanner	Musculus tensor fasciae latae
Schienbeinmuskel (vorderer und hinterer)	Musculus tibialis (anterior et posterior)
Schlankmuskel	Musculus gracilis
Schneidermuskel	Musculus sartorius
wurmförmige Fußmuskeln	Musculi lumbricales pedis
Zehenbeuger	Musculus flexor digitorum
Zehenstrecker	Musculus extensor digitorum
Zwischenknochenmuskeln	Musculi interossei

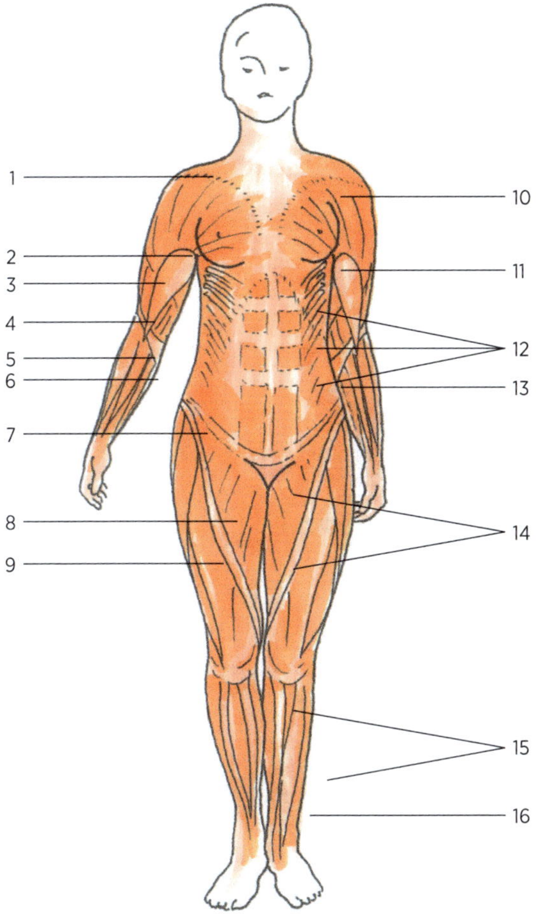

1 Deltamuskel (M. deltoideus), 2 Oberarmbizeps (M. biceps brachii), 3 Oberarmmuskel (M. brachialis), 4 Oberarmspeichenmuskel (M. brachioradialis), 5 radialer Handbeuger (M. flexor carpi radialis), 6 ulnarer Handbeuger (M. flexor carpi ulnaris), 7 Schenkelbindenspanner (M. tensor fasciae latae), 8 Schneidermuskel (M. sartorius), 9 vierköpfiger Oberschenkelmuskel (M. quadriceps femoris), 10 großer Brustmuskel (M. pectoralis major), 11 vorderer Sägemuskel (M. serratus anterior), 12 gerader Bauchmuskel (M. rectus abdominis), 13 schräger Bauchmuskel (M. obliquus abdominis), 14 Adduktoren, 15 zweiköpfiger Wadenmuskel (M. gastrocnemius), 16 vorderer Schienbeinmuskel (M. tibialis anterior)

Abb. 5: **Muskeln, vorne**

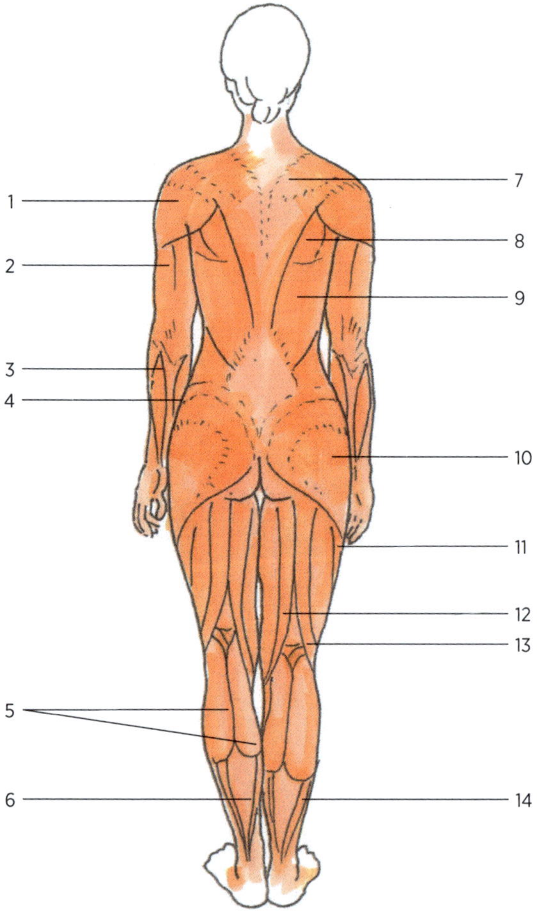

1 Deltamuskel (M. deltoideus), 2 Oberarmtrizeps (M. triceps brachii), 3 Oberarmspeichenmuskel (M. brachioradialis), 4 ulnarer Handbeuger (M. flexor carpi ulnaris), 5 zweiköpfiger Wadenmuskel (M. gastrocnemius) – bildet gemeinsam mit 14 Schollenmuskel (M. soleus) den Wadentriceps (M. triceps surae), 6 Achillessehne, 7 Trapezmuskel (M. trapecius), 8 großer und kleiner Rundmuskel (Mm. teres major et minor), 9 breitester Rückenmuskel (M. latissimus dorsi), 10 großer Gesäßmuskel (M. glutaeus maximus), 11 Schenkelbindenspanner (M. tensor fasciae latae), 12 Halbsehnenmuskel (M. semimembranosus), 13 Oberschenkelbizeps (M. biceps femoris), 14 Schollenmuskel (M. soleus)

Abb. 6: **Muskeln, hinten**

6 Herz-Kreislauf-System

Herz/Cor

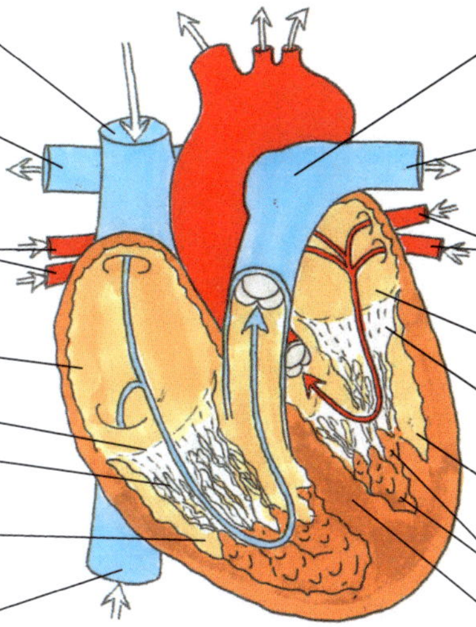

Abb. 7: **Herz/Cor**

Erregungsbildungs- und Erregungsleitungssystem	
– Atrioventrikularbündel (His-Bündel)	Fasciculus atrioventricularis
– Atrioventrikularknoten, AV-Knoten (Aschoff-Tawara-Knoten)	Nodus atrioventricularis
– Purkinje-Fasern	Rami subendocardiales
– rechter und linker Kammerschenkel (Tawara-Schenkel)	Crus dextrum et sinistrum fasciculi atrioventricularis
– Sinusknoten (Keith-Flack-Knoten)	Nodus sinuatrialis
Erschlaffungsphase des Herzens	Diastole
Herzaußenhaut	Epicardium (Epikard)

Herzbasis	Basis cordis
Herzbeutel	Pericardium (Perikard)
– **Pericardium fibrosum**	äußere, fibröse Schicht des Herzbeutels
– **Pericardium serosum**	innere, seröse Schicht des Herzbeutels
Herzbeutelhöhle (Perikardhöhle)	Cavitas pericardiaca
Herzinnenhaut	Endocardium (Endokard)
Herzkammer	Ventriculus cordis
– linke Kammer*	Ventriculus sinister
– rechte Kammer*	Ventriculus dexter
Herzkranzgefäße	Vasa coronaria
– rechte Herzkranzarterie	Arteria coronaria dextra
– linke Herzkranzarterie	Arteria coronaria sinistra
– große Herzvene	Vena cardiaca magna
– mittlere Herzvene	Vena cardiaca media
– kleine Herzvene	Vena cardiaca parva
– Koronarvenensinus	Sinus coronarius
Herzmuskel	Myocardium (Myokard)
Herzmuskelbälkchen	Trabecula carneae
Herzoberfläche	Facies cordis
– Hinterfläche	Facies posterior
– seitliche Fläche	Facies pulmonalis
– Unterfläche (Zwerchfellfläche)	Facies diaphragmatica
– Vorderfläche	Facies sternocostalis
Herzohr	Auricula cordis
Herzscheidewand	Septum cordis
– Kammerscheidewand	Septum interventriculare
– Vorhofscheidewand	Septum interatriale
Herzskelett	bindegewebige Struktur zwischen Vorhöfen und Kammern, entsprechend der Ventilebene des Herzens
Herzspitze	Apex cordis
Herzvorhof	Atrium cordis
– linker Vorhof*	Atrium sinistrum

– rechter Vorhof*	Atrium dextrum
hintere Zwischenkammerfurche	Sulcus interventricularis posterior
Kontraktionsphase des Herzens	Systole
Körperschlagader	Aorta
Kranzfurche (zwischen Vorhöfen und Kammern)	Sulcus coronarius
Lungenvene*	Vena pulmonalis
obere Hohlvene*	Vena cava superior
ovale Grube (am Vorhofseptum)	Fossa ovalis cordis
ovales Fenster	Foramen ovale cordis
Papillarmuskel	Musculus papillaris
rechtes und linkes Herzohr	Auricula dextra et sinistra
Segelklappe (Atrioventrikularklappe)	Valva atrioventricularis
– linke Atrioventrikularklappe (Zweisegelklappe, Mitralklappe*, Bikuspidalklappe)	Valva atrioventricularis sinistra (Valva bicuspidalis, Valva mitralis)
– rechte Atrioventrikularklappe (Dreisegelklappe, Trikuspidalklappe*)	Valva atrioventricularis dextra (Valva tricuspidalis)
Sehnenfaden	Chorda tendinea
Stamm der Lungenarterien*	Truncus pulmonalis
Taschenklappe	Valva semilunaris
– Aortenklappe	Valva aortae
– Pulmonalklappe	Valva trunci pulmonalis
Trabeculae carneae	vorspringende Muskelbälkchen im Innenraum der Ventrikel
untere Hohlvene*	Vena cava inferior
Ventilebene	Klappenebene des Herzens, in welcher beide Segelklappen und beide Taschenklappen verankert sind
vordere Zwischenkammerfurche	Sulcus interventricularis anterior
Zwischenfellraum (Raum zwischen den beiden Lungen)	Mediastinum (Cavum mediastinale)
Zwischenrippenraum (Intercostalraum)	Spatium intercostale

Arterien und Venen/Arteriae et Venae

Achselarterie	Arteria axillaris
Achselvene	Vena axillaris
Arm-Kopf-Gefäßstamm (gemeinsamer Ursprung der rechten A. subclavia und A. carotis communis aus dem Aortenbogen)	Truncus brachiocephalicus
Bauchhöhlenstamm (erste der drei großen Baucharterien, welche von der Aorta abgehen)	Truncus coeliacus
Beckenarterie	Arteria iliaca
– gemeinsame Beckenarterie	Arteria iliaca communis
– äußere Beckenarterie	Arteria iliaca externa
– innere Beckenarterie	Arteria iliaca interna
Beckenvene	Vena iliaca
Blutgefäß	Vas sanguineum
– Vas vasorum	Blutgefäß, welches die Blutgefäße mit arteriellem Blut versorgt
– Vas privatum	Blutgefäß, das der Eigenversorgung eines Organs mit Blut dient
– Vas publicum	Blutgefäß, das dem gesamten Organismus dient, indem es den „Arbeitskreislauf" eines Organs versorgt
Bronchialarterie	Arteria bronchialis
Bronchialvene	Vena bronchialis
Drosselvene	Vena jugularis
Ellenarterie	Arteria ulnaris
Ellenvene	Vena ulnaris
Fußrückenarterie	Arteria dorsalis pedis
Gefäßbogen der Handfläche	Arcus palmaris
Gefäßbogen der Fußsohle	Arcus plantaris
Gefäßwände, Wandaufbau	
– innere Gefäßschicht (Endothelschicht)	Tunica interna oder Tunica intima (kurz: Intima)
– mittlere Gefäßschicht (Muskelschicht)	Tunica media (kurz: Media)

– äußere Gefäßschicht (Bindegewebsschicht)	Tunica externa (kurz: Externa) oder Adventitia
Haargefäß	Kapillare
Halsschlagader	Arteria carotis
– gemeinsame Halsschlagader	Arteria carotis communis
– innere und äußere Halsschlagader	Arteria carotis interna et externa
Herzkranzarterie (rechte und linke)	Arteria coronaria (dextra et sinistra)
Herz(kranz)vene (große, mittlere und kleine)	Vena cardiaca (magna, media et parva)
Kniekehlenarterie	Arteria poplitea
Körperschlagader	Aorta
– absteigende Aorta	Aorta descendens
– Aortenbogen	Arcus aortae
– aufsteigende Aorta	Aorta ascendens
– Bauchaorta	Aorta abdominalis
– Brustaorta	Aorta thoracica
Leberarterie	Arteria hepatica
Lebervene	Vena hepatica
Lungenschlagader	Arteria pulmonalis
Lungenstamm (gemeinsamer Ursprung der Lungenarterien aus der rechten Herzkammer)	Truncus pulmonalis
Lungenvene	Vena pulmonalis
Magenarterie	Arteria gastrica
Milzarterie	Arteria lienalis
Nierenarterie	Arteria renalis
Oberarmarterie	Arteria brachialis
obere Eingeweidearterie	Arteria mesenterica superior
obere Hohlvene	Vena cava superior
Oberschenkelarterie	Arteria femoralis
Pfortader	Vena portae
Rosenvene (große und kleine)	Vena saphena (magna et parva)
Schienbeinarterie	Arteria tibialis
Schlüsselbeinarterie	Arteria subclavia

Speichenarterie	Arteria radialis
Teilungsstelle der Aorta in die beiden gemeinsamen Beckenarterien	Bifurcatio aortae
untere Eingeweidearterie	Arteria mesenterica inferior
untere Hohlvene	Vena cava inferior
Wadenbeinarterie	Arteria fibularis (peronea)
Zwischenrippenarterie	Arteria intercostalis

Kreislauf des ungeborenen Kindes im Mutterleib/ fetaler Kreislauf

Gefäßverbindung zwischen Aorta und Lungenstamm	Ductus arteriosus (Botalli)
Gefäßverbindung zwischen Nabelvene und unterer Hohlvene	Ductus venosus (Arantii)
Mutterkuchen	Placenta
Nabelschnur	Funiculus umbilicalis
Nabelschnurarterie	Arteria umbilicalis
Nabelschnurvene	Vena umbilicalis
ovales Loch	Foramen ovale cordis

7 Atemtrakt

Alveolarepithelzelle	Pneumozyt
Anti-Atelektase-Faktor	Surfactant
Atem	Spiritus
Atemnot	Dyspnoe
Atemtrakt	Apparatus respiratorius
Atmung	Respiration
Ausatmen	Exspiration
Austausch der Atemgase zwischen Alveolarluft und Kapillarblut	Diffusion
Bronchialbaum	Arbor bronchialis
Bronchie	Bronchus
— Hauptbronchus*	Bronchus principalis
— Lappenbronchus*	Bronchus lobaris
— Segmentbronchus*	Bronchus segmentalis
Bronchiole	Bronchiolus
— Endbronchiole	Bronchiolus terminalis
— Läppchenbronchiole	Bronchiolus lobularis
Brustfell	Pleura
— Lungenfell	Pleura visceralis
— Rippenfell	Pleura parietalis
Einatmen	Inspiration
Flimmerhärchen	Kinozilien
Gaumen	Palatum
— Gaumensegel	Velum palatinum
— Gaumenzäpfchen	Uvula
— harter Gaumen	Palatum durum
— weicher Gaumen	Palatum molle
innere Nasenöffnung (Richtung Rachen)	Choana (Choane)
Kehlkopf*	Larynx
— Kehldeckel*	Cartilago epiglottica (Epiglottis)
— Ringknorpel*	Cartilago cricoidea

– Schildknorpel*	Cartilago thyroidea
– Stellknorpel*	Cartilago arytaenoidea
– Zungenbein*	Os hyoideum

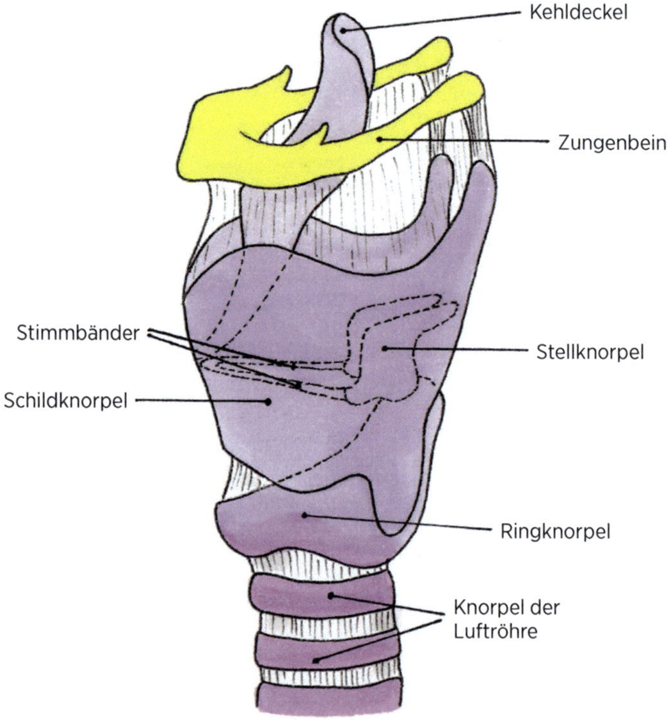

Abb. 8: **Kehlkopf/Larynx**

Kehlkopfnerv	Nervus laryngeus
linker Lungenflügel	Pulmo sinister
Luftröhre*	Trachea
Luftröhrengabel (Teilungsstelle der Luftröhre in die beiden Hauptbronchien)	Bifurcatio tracheae

Luftröhrenknorpel	Cartilago trachealis
Lunge	Pulmo
Lungenbasis	Basis pulmonis
Lungenbelüftung	Ventilation
Lungenbläschen (Alveole)	Alveolus pulmonis
Lungendurchblutung	Perfusion
Lungengefäße, die dem Gasaustausch dienen	Vasa publica pulmonales
– Lungenarterien	Arteriae pulmonales
– Lungenvenen	Venae pulmonales
Lungengefäße, die der Versorgung der Lunge dienen	Vasa privata pulmonales
– Bronchialarterien	Arteriae bronchiales
– Bronchialvenen	Venae bronchiales
Lungenläppchen	Lobulus pulmonis
Lungenlappen (oberer, mittlerer, unterer Lungenlappen)	Lobus pulmonis (superior, medius, inferior)
Lungensegment	Segmentum bronchopulmonalis
Lungenspitze	Apex pulmonis
Lungenwurzel	Hilus pulmonis
Mandel	Tonsilla
– Gaumenmandel	Tonsilla palatina
– Rachenmandel	Tonsilla pharyngea
– Tubenmandel	Tonsilla tubaria
– Zungenmandel	Tonsilla lingualis
Mittelfellraum	Mediastinum
Nase	Nasus
Nasenbein	Os nasale
Nasenflügel	Ala nasi
Nasenhaar	Vibrissa
Nasenhöhle	Cavitas nasi, Cavum nasi
Nasenknorpel	Cartilago nasi
Nasenloch (Nasenlöcher)	Naris (Nares)
Nasenmuschel (obere, mittlere, untere)	Concha nasalis (superior, media, inferior)

Nasennebenhöhle	Sinus paranasalis
– Keilbeinhöhle	Sinus sphenoidalis
– Kieferhöhle	Sinus maxillaris
– Nasengang	Meatus nasi
– Siebbeinzellen	Cellulae ethmoidales
– Stirnhöhle	Sinus frontalis
Nasenrücken	Dorsum nasi
Nasenscheidewand	Septum nasi
Nasenspitze	Apex nasi
Nasenvorhof	Vestibulum nasi
Nasenwurzel	Radix nasi
Philtrum	vertikal verlaufende Rinne zwischen Nase und Oberlippe
Pleuraspalt (Pleurahöhle)	Cavitas pleuralis, Cavum pleurae
Rachen	Pharynx
– hintere Nasenöffnung	Choane
– Kehlkopfrachen	Laryngopharynx (Pars laryngea pharyngis)
– Mundrachen	Oropharynx (Pars oralis pharyngis)
– Nasenrachen	Nasopharynx (Pars nasalis pharyngis)
– Schlundenge (Rachenenge)	Isthmus faucium
rechter Lungenflügel	Pulmo dexter
Riechfäden	Fila olfactoria
Riechkolben	Bulbus olfactorius
Riechnerv	Nervus olfactorius
Riechschleimhaut	Regio olfactoria
Stimmbildung	Phonation
Stimmfalte (Stimmlippe)	Plica vocalis
Stimmband	Ligamentum vocale
Stimmritze	Rima glottidis
Taschenband	Ligamentum vestibulare
Taschenfalte	Plica vestibularis
Zwerchfell	Diaphragma

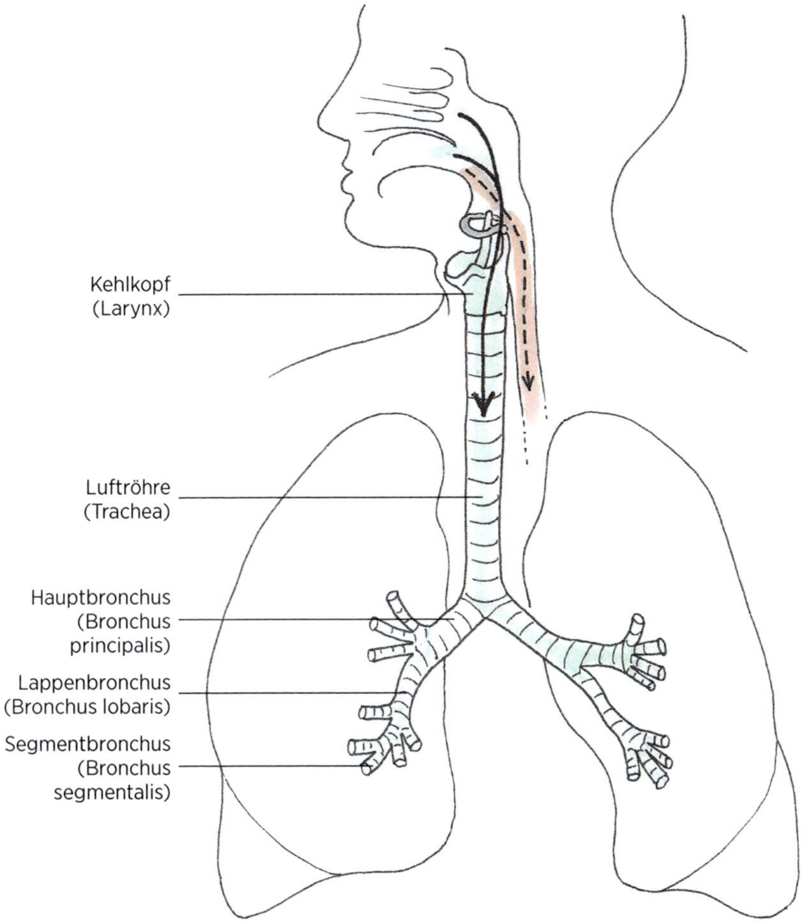

Abb. 9: **Atemwege**

8 Blut und Flüssigkeitsräume

Agglutination	Verklumpung von Zellen, Blutbestandteilen oder Erregern
Antigen	allg.: Substanz, die fähig ist, immunologische Reaktionen in einem Organismus auszulösen
Antikörper	Immunglobuline, die zu den Gammaglobulinen gehören und die als Reaktionsprodukt eines Makroorganismus nach Kontakt mit einem Antigen entstehen
Blast	unreife Vorläuferzelle
– Erythroblast	Vorläuferzelle der roten Blutzellen (Erythrozyten) im Knochenmark
– Lymphoblast	Vorläuferzelle der Lymphozyten
– Myeloblast	Vorläuferzelle der Granulozyten
Blutbildung	Hämatopoese
– der roten Blutzellen	Erythropoese
– der weißen Blutzellen	Leukopoese
– der Blutplättchen	Thrombopoese
Blutgerinnsel (Blutpfropf)	Thrombus
Blutgerinnung	sekundäre Hämostase
Blutgerinnungsfaktoren	
– Faktor I	Fibrinogen
– Faktor Ia	Fibrin
– Faktor II	Prothrombin
– Faktor IIa	Thrombin
– Faktor III	Gewebefaktor („tissue factor“, TF)
– Faktor IV	Kalzium-Ionen
– Faktor V	Proakzelerin
– Faktor VI	Akzelerin
– Faktor VII	Proconvertin
– Faktor VIII	Antihämophiles Globulin A (AHG)
– Faktor IX	Christmas-Faktor (Antihämophiles Globulin B)

– Faktor X	Stuart-Prower-Faktor
– Faktor XI	Rosenthal-Faktor
– Faktor XII	Hageman-Faktor
– Faktor XIII	Fibrinstabilisierender Faktor (FSF)
– vWF	von-Willebrand-Faktor
Blutplasma	flüssiger Anteil des Blutes ohne Blutzellen
Blutplättchen	Thrombozyt
Blutserum	flüssiger Anteil des Blutes ohne Blutzellen und ohne Gerinnungsfaktoren
Blutstillung	primäre Hämostase
Diapedese	Austreten von Blutzellen aus Kapillaren ins umliegende Gewebe
– Erythrodiapedese	Austritt von roten Blutzellen bei Blutstauung
– Leukodiapedese	Austreten von weißen Blutzellen, also Abwehrzellen im Rahmen von Entzündungsvorgängen
Embolie	Verschluss eines Blutgefäßes durch eingeschwemmtes Material
Embolus	Blutgerinnsel oder Fremdkörper, der mit dem Blutstrom verschleppt wird, bis er letztlich in einem Gefäß mit zu geringem Durchmesser steckenbleibt
Fibrinspaltung	Fibrinolyse
Flüssigkeit im Organismus	
– außerhalb der Zellen	extrazelluläre Flüssigkeit
– innerhalb von Gefäßen	intravasale Flüssigkeit
– innerhalb von Zellen	intrazelluläre Flüssigkeit
– Zwischenzellflüssigkeit	interstitielle Flüssigkeit
Fresszelle	Phagozyt
– kleine Fresszelle	Mikrophage
– Riesenfresszelle	Makrophage
große Abwehrzelle (Vorläuferzelle zahlreicher Gewebsmakrophagen)	Monozyt
Knochenmark	Medulla ossium

Körperflüssigkeiten	
– Auswurf	Sputum
– Eiter	Pus
– Fruchtwasser, Amnionflüssigkeit	Liquor amnii
– Gallenflüssigkeit	Bilis
– Gelenkschmiere	Synovia
– Harn	Urina
– Hirnflüssigkeit	Liquor cerebrospinalis
– Kammerwasser (Auge)	Humor aquosus
– Magensaft	Succus gastricus
– Ohrenschmalz	Cerumen
– Samenflüssigkeit	Sperma
– Schweiß	Sudor
– Speichel	Saliva
– Tränenflüssigkeit, Träne	Lacrima
Mastzelle	Abwehrzelle im Bindegewebe, setzt bei allergischen Reaktionen Histamin und Heparin frei
Plasmazelle	ausdifferenzierter B-Lymphozyt, produziert Antikörper
Riesenzelle des roten Knochenmarks (Vorläuferzelle der Blutplättchen)	Megakaryozyt
rote Blutzelle (Blutkörperchen)	Erythrozyt
Thrombose	gänzlicher oder teilweiser Gefäßverschluss durch ein lokal innerhalb eines Gefäßes entstandenes Blutgerinnsel
Vorläuferzelle der roten Blutzelle	Erythroblast
Vorstufe der Erythrozyten (beinhaltet Kernreste)	Reticulozyt
weiße Blutzelle	Leukozyt
weiße Blutzelle mit Granula (Körnchen) im Zellplasma	Granulozyt

9 Lymphsystem

Bries	Thymus
Gaumenmandel	Tonsilla palatina
Lendenzisterne	Cisterna chyli
Lymphgefäß	Vas lymphaticum
Lymphknoten	Nodus lymphaticus (Nodus lymphoideus)
Lymphsystem	Systema lymphaticum
Milchbrustgang	Ductus thoracicus
Milz	Lien
– rote Pulpa	Pulpa rubra
– weiße Pulpa	Pulpa alba
Peyer'sche Plaques	Lymphfollikel der Dünndarmschleimhaut
Rachenmandel	Tonsilla pharyngea
rechter Lymphgang	Ductus lymphaticus dexter
Waldeyer'scher Rachenring	lymphatisches Gewebe (Tonsillen) im Rachenbereich
Wurmfortsatz	Appendix vermiformis
Zungenmandel	Tonsilla lingualis

10 Verdauungstrakt

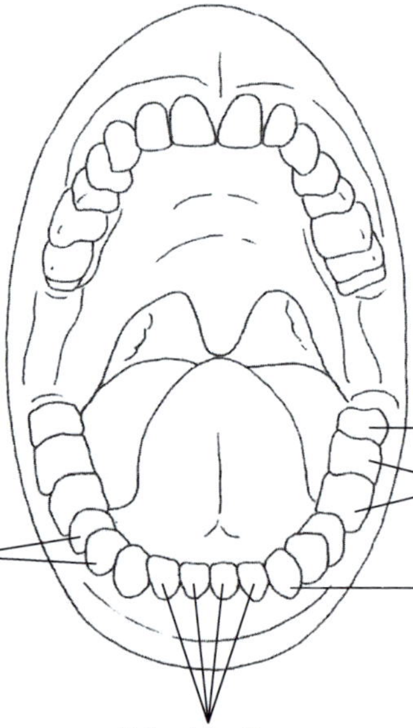

Abb. 10: **Zähne/Dentes**

Adventitia	umhüllende Bindegewebsschicht um Organe
Auerbach-Plexus (Plexus myentericus)	vegetatives Nervengeflecht in der Muskelschicht des Verdauungsrohres, steuert die Bewegungen des Darmes und die Sekretion der Verdauungsdrüsen
Bauch	Abdomen
Bauchfell	Peritoneum
– Bauchfellüberzug der Organe	Peritoneum viscerale
– Bauchfellauskleidung der Bauchhöhle	Peritoneum parietale
Bauchnetz (großes Netz)	Omentum majus
Bauchspeicheldrüse	Pancreas

Bauchspeichelgang	Ductus pancreaticus
Bauhin-Klappe (Ileozökalklappe)	Valva ileocaecalis
Brunner-Drüsen	Glandulae duodenales (schleimproduzierende Drüsen im Zwölffingerdarm)
Darm (Eingeweide)	Intestinum
Darmflora (Mikrobiom)	Mikroorganismen, die symbiotisch den Darm eines Lebewesens besiedeln
Darmmotilität	Beweglichkeit des Darmes
Darmverschluss	Ileus
Dickdarm	Intestinum crassum
— absteigender Grimmdarm*	Colon descendens
— After	Anus
— aufsteigender Grimmdarm*	Colon ascendens
— Blinddarm*	Caecum (Coecum)
— Enddarm (Mastdarm*)	Rectum
— linke Kolonbiegung	Flexura coli sinistra
— querverlaufender Grimmdarm*	Colon transversum
— rechte Kolonbiegung	Flexura coli dextra
— S-förmiger Grimmdarm	Colon sigmoideum
— Wurmfortsatz*	Appendix vermiformis
Dünndarm	Intestinum tenue
— Krummdarm	Ileum
— Leerdarm	Jejunum
— Vater'sche Papille	Papilla duodeni major (Papilla Vateri)
— Zwölffingerdarm	Duodenum
— Zwölffingerdarm, Leerdarmbiegung	Flexura duodenojejunalis
Durchfall	Diarrhoe
Eingeweide	Viscera
enterisches Nervensystem	vegetatives Nervengeflecht (Sympathikus und Parasympathikus) in der Wand des Verdauungsrohres, welches autonom die Motilität und die Sekretion steuert
Gallenblase	Vesica fellea (Vesica biliaris)
Gallengang	Ductus biliferus

Gallenwege	
– gemeinsamer Lebergang	Ductus hepaticus communis
– Lebergang	Ductus hepaticus
– Gallenblasengang	Ductus cysticus (Ductus biliferus)
– Hauptgallengang	Ductus choledochus
Gaumen	Palatum
– Gaumensegel	Velum palatinum
– harter Gaumen	Palatum durum
– weicher Gaumen	Palatum molle
Gekröse	Mesenterium
Gelbsucht	Ikterus
halbmondförmige Falte (Querfalte der Dickdarmwand)	Plica semilunaris
Haustre (Ausbuchtung der Dickdarmwand)	Haustra
Leber	Hepar
– geschwänzter Leberlappen	Lobus caudatus
– quadratischer Leberlappen	Lobus quadratus
– rechter Leberlappen	Lobus dexter
– linker Leberlappen	Lobus sinister
– Leberzelle	Hepatozyt
– Leberpforte	Porta hepatis
– periportales Feld (Periportalfeld)	Bindegewebszone an den Berührungspunkten dreier Leberläppchen, die die Glisson-Trias beherbergt
– Glisson-Trias	je ein mikroskopisch kleiner Ast des Ductus hepaticus, der Vena portae und der Arteria hepatica
– Zentralvene	Vena centralis
Lippe	Labium oris
Magen	Ventriculus (lat.), Gaster (griech.)
– große Magenkurvatur	Curvatura ventriculi major
– kleine Magenkurvatur	Curvatura ventriculi minor
– Mageneingang*	Pars cardiaca ventriculi/Cardia

– Magengrund*	Fundus ventriculi
– Magenkörper*	Corpus ventriculi
– Pförtnervorhof*	Antrum pylori
– Magenausgang	Pars pylorica ventriculi
– Pförtner*	Pylorus
Mastdarm	Rectum
Meissner-Plexus	Plexus submucosus (Nervengeflecht innerhalb der Submucosa, steuert Drüsensekretion und Peristaltik)
Milz	Lien (lat.), Splen (griech.)
Mund	Os, oris (n.) *nicht verwechseln mit: Os, ossis – Knochen*
Mundhöhle	Cavitas oris
Mundhöhlenvorhof	Vestibulum oris
Muskelschicht des Verdauungsrohres	Tunica muscularis intestini
Nabel	Umbilicus
Nabelschnur	Funiculus umbilicalis
Peyer-Plaques	Ansammlung von Lymphfollikeln in der Dünndarmschleimhaut
Rachen	Pharynx (griech.)
– Nasenrachen	Epipharynx/Nasopharynx
– Mundrachen	Mesopharynx/Oropharynx
– Kehlkopfrachen	Hypopharynx/Laryngopharynx
Saumzelle (Darmepithelzelle)	Enterozyt
Schleimhaut (innere Auskleidung) des Verdauungsrohres	Tunica mucosa intestini
Serosa-Überzug des Verdauungsrohres	Tunica serosa intestini
Speichel	Sialos
Speicheldrüse	Glandula salivatoria
– Ohrspeicheldrüse	Glandula parotis
– Unterkieferspeicheldrüse	Glandula submandibularis
– Unterzungenspeicheldrüse	Glandula sublingualis
Speiseröhre	Oesophagus
Spucke	Sputum

Stuhl	Faeces
Tänie (längsverlaufendes Muskelband des Grimmdarms)	Taenia coli
Verdauungstrakt	Canalis alimentarius (Systema digestivum)
Verstopfung	Obstipation
Wange	Bucca
Wurzelhaut	Periodontium
Zahn	Dens
– Schneidezahn*	Dens incisivus
– Eckzahn*	Dens caninus
– vorderer Backenzahn*	Dens praemolaris
– hinterer Backenzahn*/Mahlzahn	Dens molaris
– Weisheitszahn*	Dens sapiens
– Milchzahn	Dens deciduus/Dens lactalis
Zahnbein (Dentin)	Dentinum (Substantia eburnea)
Zahnfach	Alveole
Zahnfleisch	Gingiva
Zahnhals	Collum dentis
Zahnhalteapparat	Parodontium
Zahnhöcker	Cuspis dentis
Zahnkrone	Corona dentis
Zahnmark	Pulpa dentis
Zahnschmelz	Enamelum (Substantia adamantina)
Zahnwurzel	Radix dentis
Zahnzement	Cementum (Substantia ossea dentis)
Zunge	Lingua
Zungenbändchen	Frenulum
Zwölffingerdarm = Leerdarmbiegung	Flexura duodenojejunalis

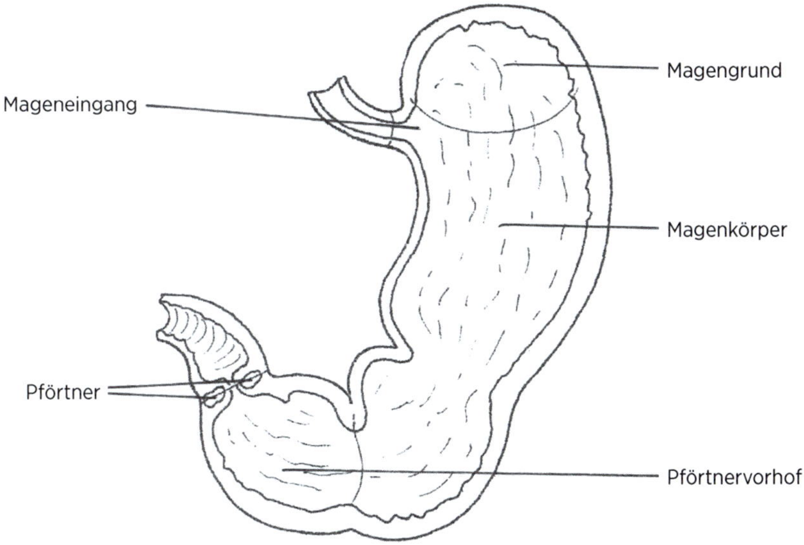

Abb. 11: **Magen/Ventriculus**

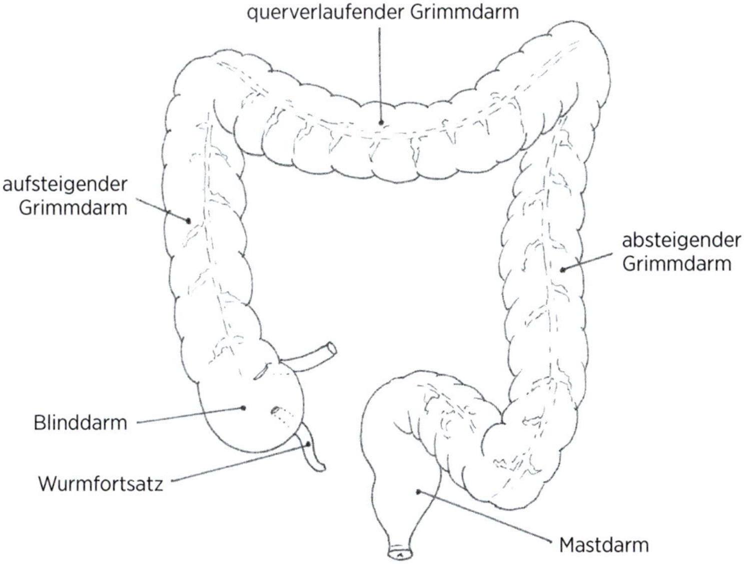

Abb. 12: **Dickdarm/Intestinum crassum**

11 Hormonsystem

Steuerhormone des Hypothalamus	regulieren die Funktion des Hypophysenvorderlappens
– Corticotropin-Releasing Hormon (CRH, Corticoliberin)	Steuerhormon des Hypothalamus zur Freisetzung von ACTH aus dem Hypophysenvorderlappen
– Gonadotropin-Releasing Hormon (Gn-RH, Gonadoliberin)	Steuerhormon des Hypothalamus zur Freisetzung von FSH und LH aus dem Hypophysenvorderlappen
– Somatostatin	hemmt die Bildung des Wachstumshormons
– Thyreotropin-Releasing Hormon (TRH, Thyreoliberin)	Steuerhormon des Hypothalamus zur Freisetzung von TSH aus dem Hypophysenvorderlappen
Steuerhormone des Hypophysenvorderlappens	regulieren die Funktion untergeordneter Drüsen
– Adrenocorticotropes Hormon (ACTH, Adrenocorticotropin)	Steuerhormon des Hypophysenvorderlappens zur Freisetzung der Glukokortikoide aus der Nebennierenrinde
– Follikelstimulierendes Hormon (FSH)	Steuerhormon des Hypophysenvorderlappens, regt im Eierstock die Follikelreifung und im Hoden die Spermienbildung an
– Luteinisierendes Hormon (LH)	Steuerhormon des Hypophysenvorderlappens, induziert im Eierstock den Eisprung und die Gelbkörperbildung und im Hoden die Spermienreifung
– Melanozyten-stimulierendes Hormon (Melanotropin)	steuert die Freisetzung von Melanin
– Thyreoidea-stimulierendes Hormon (TSH, Thyrotropin)	Steuerhormon des Hypophysenvorderlappens zur Freisetzung von Schilddrüsenhormonen
Effektorhormone	wirken direkt auf ein Erfolgsorgan oder Gewebe
– Calcitonin	Hormon der C-Zellen der Schilddrüse, welches den Kalziumstoffwechsel steuert
– Glukagon	blutzuckersteigerndes Hormon aus den A-Zellen der Bauchspeicheldrüse
– Insulin	blutzuckersenkendes Hormon der Inselzellen der Bauchspeicheldrüse

– Melanin	pigmentiert Haut, Haare und Iris
– Melatonin	Hormon der Zirbeldrüse, regelt den Tag-Nacht-Rhythmus
– Oxytocin	Hormon des Hypothalamus, welches die Wehentätigkeit der Gebärmuttermuskulatur und die zwischenmenschlichen Empfindungen steuert
– Parathormon (Parathyrin, PTH)	Hormon der Nebenschilddrüse, steuert den Kalziumstoffwechsel
– Prolaktin	fördert die Milchproduktion der weiblichen Brust
– Somatotropin (Somatotropes Hormon)	Wachstumshormon
– Trijodthyronin (T3), Thyroxin (T4)	Hormone der Schilddrüse
– Vasopressin (Antidiuretisches Hormon, ADH)	blutdrucksteigerndes Hormon mit gefäßverengender und flüssigkeitsretinierender Wirkung
Adrenalin, Noradrenalin	Überträgersubstanzen des sympathischen Nervensystems aus dem Nebennierenmark
Bauchspeicheldrüse	Pancreas
– Langerhans-Inseln	Insulae pancreaticae
freisetzende Hormone (Releasing-Hormone)	Liberine
hemmende Hormone (Inhibiting-Hormone)	Statine
Hirnanhangsdrüse (Hypophyse)	Glandula pituitaria (Hypophysis)
– Hypophysenhinterlappen (Neurohypophyse)	Lobus posterior hypophysis
– Hypophysenvorderlappen (Adenohypophyse)	Lobus anterior hypophysis
– Hypophysenstiel	Infundibulum hypophysis
Hormondrüse	Glandula endocrina
Hypothalamus	oberstes endokrines Regulationszentrum des Zwischenhirns
Kropf (Vergrößerung der Schilddrüse)	Struma
Nebenniere	Glandula suprarenalis
– Nebennierenmark	Medulla suprarenalis
– Nebennierenrinde (NNR)	Cortex glandulae suprarenalis

– Zona fasciculata	mittlere Schicht der Nebennierenrinde, bildet die Glukokortikoide (Cortisol)
– Zona glomerulosa	äußerste Schicht der Nebennierenrinde, bildet die Mineralokortikoide (Aldosteron)
– Zona reticularis	innerste Schicht der Nebennierenrinde, bildet Androgene
Nebenschilddrüse (Epithelkörperchen)	Glandula parathyroidea
Sexualhormone	
– Androgene	männliche Geschlechtshormone, die die Ausbildung der sekundären männlichen Geschlechtsmerkmale anregen; wichtigster Vertreter: Testosteron
– Gestagene	weibliche Geschlechtshormone, Gelbkörperhormone; wichtigste Vertreter: Progesteron und Pregnandiol
– Östrogen	weibliches Geschlechtshormon, Follikelhormon
Schilddrüse	Glandula thyroidea
– Gewebebrücke zwischen den Schilddrüsenlappen	Isthmus glandulae thyroideae
– linker Schilddrüsenlappen	Lobus sinister glandulae thyroideae
– pyramidenförmiger Lappen	Lobus pyramidalis
– rechter Schilddrüsenlappen	Lobus dexter glandulae thyroideae
Zirbeldrüse (Epiphyse)	Glandula pinealis, Corpus pineale (Epiphysis cerebri)

12 Harnorgane

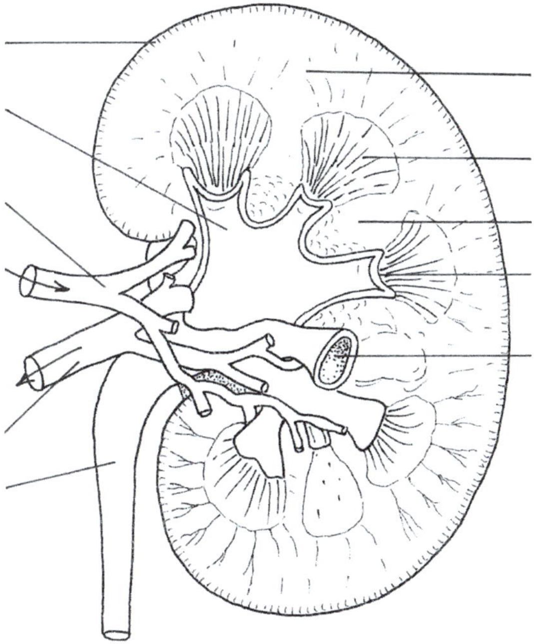

Abb. 13: **Niere/Ren**

Angiotensin	Gewebshormon mit gefäßverengender und blutdrucksteigernder Wirkung
Angiotensin-Converting Enzyme	Angiotensin konvertierendes Enzym, spaltet das Angiotensin I in das aktive Angiotensin II
Angiotensinogen	Vorstufe des Angiotensins
„dichter Fleck" (Zellansammlung als Teil des juxtaglomerulären Apparats)	Macula densa
erhöhte Urinausscheidung	Polyurie
Erythropoetin	Hormon der Niere, regt die Erythropoese (Bildung der roten Blutkörperchen) an

fehlende Harnausscheidung	Anurie
Harnausscheidung	Diurese
Harnblase	Vesica urinaria
– Blasendreieck	Trigonum vesicae
– Blasengrund	Fundus vesicae
– Blasenkörper	Corpus vesicae
– Blasenscheitel	Apex vesicae
– Harnaustreibermuskel	Musculus detrusor vesicae
– innerer/äußerer Harnblasenschließmuskel	Musculus sphincter urethrae internus/ externus
Harnfluss	Miktion
Harnleiter*	Ureter (m.)
Harnorgane	Organa urinaria
Harnpore	Porus uriniferus
Harnröhre	Urethra (f.)
Markpyramide*	Pyramis renalis
Nephron	funktionelle Baueinheit der Niere, welche aus dem Nierenkörperchen und dem ableitenden Tubulussystem besteht
Niere	Ren
Nierenarterie*	Arteria renalis
– Bogenarterie	Arteria arcuata
– Zwischenläppchenarterie	Arteria interlobularis
– Zwischenlappenarterie	Arteria interlobaris
Nierenbecken*	Pelvis renalis (Pyelon)
Nierenkanälchen	Tubulus renalis
– Hauptstück, proximaler Tubulus	Tubulus proximalis
– Henle-Schleife	Ansa nephroni
– Mittelstück, distaler Tubulus	Tubulus distalis
– Sammelrohr	Tubulus colligens
– Überleitungsstück (Intermediärtubulus)	Tubulus attenuatus
Nierenkelch*	Calix renalis
Nierenkörperchen (Malpighi-Körperchen)	Corpusculum renale
– abführende Arteriole des Glomerulus	Vas efferens

– Bowman-Kapsel	doppelwandige kelchförmige Kapsel, welche das Glomerulum umgibt
– Nierenknäuel (Kapillarknäuel des Nierenkörperchens)	Glomerulus (m.) oder Glomerulum (n.)
– Podozyt	sternförmige Zelle, diese Zellen bilden das innere Blatt der Bowman-Kapsel und liegen dem Glomerulus auf
– zuführende Arteriole des Glomerulus	Vas afferens
Nierenlager	retroperitoneale Nische, in welcher sich die Niere befindet. Dort liegt sie umgeben von folgenden Hüllen
– Nierenfaszie (Fasziensack außerhalb der Fettkapsel)	Fascia renalis
– Nierenfettkapsel (besteht aus Baufettgewebe, sie umhüllt sowohl die Niere als auch die Nebenniere)	Capsula adiposa renalis
– Nierenkapsel* (straffe Bindegewebskapsel, welche die Niere umhüllt)	Capsula fibrosa renalis
Nierenlappen	Lobus renalis
Nierenmark	Medulla renalis
Nierenpapille*	Papilla renalis
Nierenpforte	Hilus renalis
Nierenrinde*	Cortex renalis
Nierensäule (Rindensäule)*	Columna renalis
Nierenvene*	Vena renalis
Primärharn	Ultrafiltrat, welches in seiner Zusammensetzung dem Blutplasma entspricht
Sekundärharn	konzentrierter Harn, der zur Ausscheidung kommt
verminderte Harnmenge	Oligurie
Wundernetz	Rete mirabile

13 Geschlechtsorgane

Männliche Geschlechtsorgane/Organa genitalia masculina

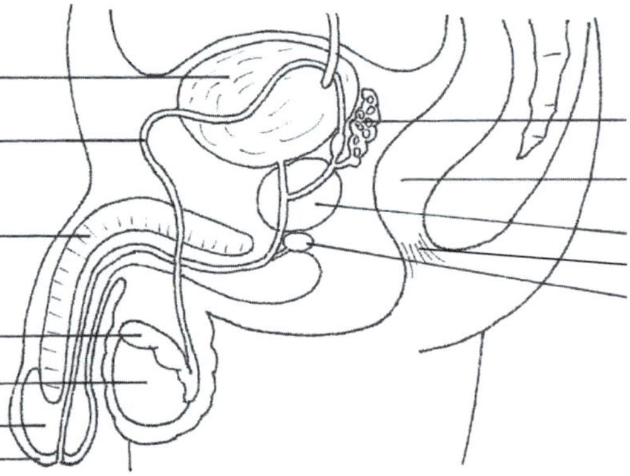

Abb. 14: **Männliche Geschlechtsorgane/Organa genitalia masculina**

Bläschendrüse*	Glandula vesiculosa
Cowper'sche Drüse (Bulbourethraldrüse)*	Glandula bulbourethralis
Eichel*	Glans penis
Eichelschwellkörper	Corpus spongiosum glandis
Samenerguss	Ejakulation
Fortpflanzung	Reproduktion
Geschlechtsorgan	Organum genitale
Harnröhrenschwellkörper	Corpus spongiosum penis
Harnsamenröhre	Canalis urogenitalis
Hoden*	Testis
Hodenkanälchen	Tubuli seminiferi
Hodenkapsel	Tunica albuginea testis
Hodennetz	Rete testis

Hodensack	Scrotum
Leistenband	Ligamentum inguinale
Leydig-Zwischenzelle	Zellen im Hoden, die der Testosteron-synthese dienen
männliches Glied	Penis
— Penisknolle	Bulbus penis
— Peniskörper	Corpus penis
— Penisrücken	Dorsum penis
— Penisschenkel	Crus penis
— Penisschwellkörper*	Corpus cavernosum penis
— Peniswurzel	Radix penis
— Penisnaht	Raphe penis
Nebenhoden*	Epididymis
Samenbläschen*	Vesicula seminalis
Samenflüssigkeit	Sperma
Samenleiter*	Ductus deferens
— Samenleiterpapille	Ampulla ductus deferentis
Samenstrang	Funiculus spermaticus
Samenzelle	Spermium
Schwellkörper	arterio-venöses Gefäßgeflecht
Sertoli-Zelle	Nähr- und Stützzelle der Spermatozyten in den Hodenkanälchen
Vorhaut*	Praeputium
Vorsteherdrüse	Prostata*

Weibliche Geschlechtsorgane/Organa genitalia feminina

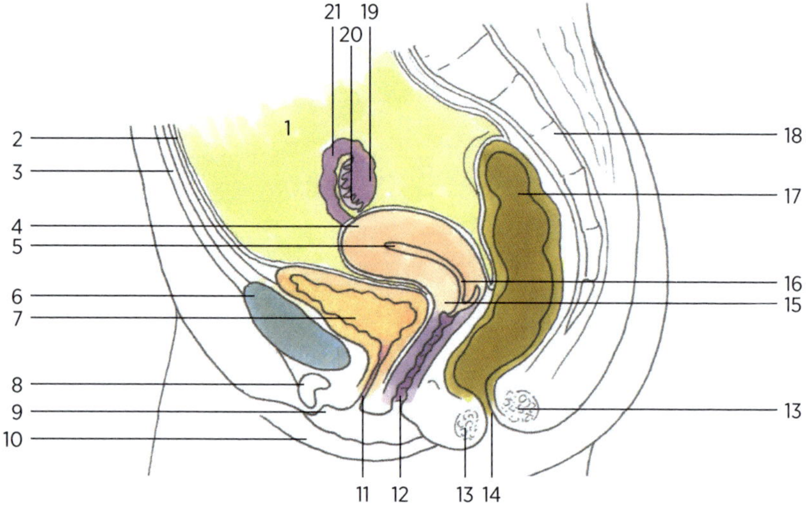

1 Bauchhöhle, **2** Bauchfell (Peritoneum parietale), **3** Bauchmuskulatur, **4** Gebärmutter (Uterus), **5** Gebärmutterhöhle (Cavum uteri), **6** Symphyse, **7** Harnblase (Vesica urinaria), **8** Kitzler (Clitoris), **9** Innere Vulvalippen (Labia minora), **10** Äußere Vulvalippen (Labia majora), **11** Harnröhre (Urethra), **12** Scheide (Vagina), **13** Afterschließmuskel (M. sphincter ani), **14** After (Anus), **15** Scheidenteil der Gebärmutter (Portio uteri), **16** Gebärmutterhals (Cervix uteri), **17** Mastdarm (Rectum), **18** Kreuzbein (Os sacrum), **19** Eileitertrichter (Infundibulum) mit Fimbrien, **20** Eierstock (Ovar), **21** Eileiter (Tuba uterina)

Abb. 15: **Weibliche Geschlechtsorgane/Organa genitalia feminina**

äußere (große) Schamlippen*	Labia majora pudendi
Bänder	Ligamenta
– breites Mutterband (breites Gebärmutterband)	Ligamentum latum uteri
– Eierstockeigenband	Ligamentum ovarii proprium
– Aufhängeband des Eierstocks	Ligamentum suspensorium ovarii
– Gekröse der Gebärmutter	Mesometrium
– Gekröse des Eileiters	Mesosalpinx
– Gekröse des Eierstocks	Mesovarium

befruchtete Eizelle	Zygote
Brustdrüse	Mamma (Glandula mammaria)
– Brustwarze	Papilla mammae
– Milchgang	Ductus lactiferi
– Milchsäckchen	Sinus lactiferi
Damm	Perineum
Dammnaht	Raphe perinei
Eibläschen	Ovarialfollikel
Eierstock*	Ovarium
Eierstockrinde	Cortex ovarii
Eileiter*	Tuba uterina
Eireifung	Oogenese
Eisprung	Ovulation
Eizelle	Oozyte
Eileiterfransen	Fimbriae, Fimbrien
Eileitertrichter	Infundibulum tubae uterinae
Entwicklung des Embryos	Embryogenese
Entwicklung des Fetus	Fetogenese
Follikelhormon	Östrogen
Fruchtbarkeit	Fertilität
Gebärmutter*	Uterus
– Bauchfellüberzug der Gebärmutter	Perimetrium
– Gebärmutterenge	Isthmus uteri
– Gebärmutterhals	Cervix uteri
– Gebärmutterhöhle	Cavum uteri
– Gebärmutterkörper	Corpus uteri
– Gebärmutterkuppe	Fundus uteri
– Gebärmuttermuskulatur	Myometrium
– Gebärmutterschleimhaut	Endometrium
Geburt	Partus
Gelbkörper	Corpus luteum
Gelbkörperhormon	Progesteron
große Vorhofdrüse (Bartholini-Drüse)	Glandula vestibularis major

Harnröhrenöffnung	Meatus urethrae externus
innerer/äußerer Muttermund	Ostium (oder Orificium) uteri internum/ externum
Jungfernhäutchen	Hymen
Keimdrüse	Gonade
Kitzler*	Clitoris
– Klitoriseichel	Glans clitoridis
– Klitorisschaft	Corpus clitoridis
– Klitorisschenkel	Crus clitoridis
– Klitorisschwellkörper	Corpus cavernosum clitoridis
kleine (innere) Schamlippen	Labia minora pudendi
kleine Vorhofdrüse	Glandula vestibularis minor
Monatsblutung	Menstruation, Menses
Muttermund	Ostium uteri
Paraurethraldrüse	Glandula paraurethralis
Postmenopause	Lebensabschnitt, welcher sich an die Menopause anschließt
Pubertät	menschliche Entwicklungsphase, die zur Geschlechtsreife führt
Scham (äußere weibliche Geschlechtsorgane)	Vulva
Schamberg	Mons pubis
Schamspalte	Rima pudendi
Scheide*	Vagina
– Scheideneingang	Introitus vaginae
– Scheidengewölbe	Fornix vaginae
– Scheidenteil der Gebärmutter*	Portio uteri
– Scheidenvorhof	Vestibulum vaginae
Unfruchtbarkeit	Infertilität
Venushügel	Mons pubis
Vulvalippe (Schamlippe)	Labium vulvae
Wechseljahre	Klimakterium
Zeitpunkt der ersten Regelblutung	Menarche
Zeitpunkt der letzten Regelblutung	Menopause

14 Nervensystem

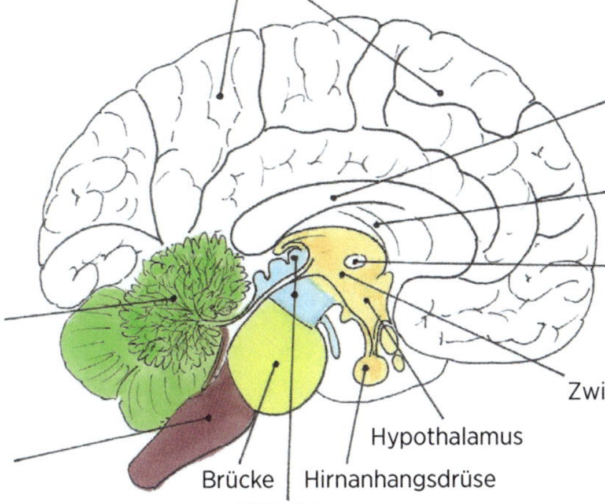

Abb. 16: **Gehirn/Cerebrum**

Achsenzylinder (efferenter Zellfortsatz)	Axon, Neurit
Bahnen	
– **Assoziationsbahn**	Verbindung bestimmter Hirnareale einer Hemisphäre
– **Kommissurenbahn**	Verbindung zusammengehöriger Hirnareale beider Hemisphären
– **Projektionsbahn**	Verbindung der Hirnrinde mit tiefer gelegenen Hirnarealen und dem Rückenmark
Balken*	Corpus callosum
Basalganglien	Nuclei basales
– Linsenkern	Nucleus lentiformis
– Schalenkern	Putamen
– Schweifkern	Nucleus caudatus

Basilararterie	Arteria basilaris
Brücke*	Pons
Brustmark	Pars thoracalis medullae spinalis
Eingeweide betreffend	viszeral
Ellennerv	Nervus ulnaris
Epiduralraum	Spatium epidurale (Cavitas epiduralis)
Ganglion	Ansammlung von Nervenzellkörpern
Gehirn	Cerebrum (lat.); Encephalon (griech.)
– Großhirn (Endhirn)	Telencephalon
– Mittelhirn	Mesencephalon
– Rautenhirn	Rhombencephalon
– Zwischenhirn	Diencephalon
Gewölbe*	Fornix
Gliazelle	Stützzelle im Nervensystem
– Sternzelle	Astrozyt
– Mikroglia (Hortega-Zelle)	Gewebsmakrophage im zentralen Nervensystem
– Oligodendrozt	myelinbildende Zelle im zentralen Nervensystem
– Schwann-Zelle	myelinbildende Zelle im peripheren Nervensystem
graue Substanz	Substantia grisea
Grenzstrang	Truncus sympathicus
Großhirn*	Telencephalon
Großhirnrinde	Cortex cerebri
– hintere Zentralwindung	Gyrus postcentralis
– vordere Zentralwindung	Gyrus praecentralis
Halsmark	Pars cervicalis medullae spinalis
Halsschlagader	Arteria carotis
Hirnanhangsdrüse*	Hypophyse
Hirnflüssigkeit	Liquor cerebrospinalis
Hirnfurche	Sulcus cerebri
– Längsfurche	Fissura longitudinalis (trennt die beiden Hemisphären in Längsrichtung)

– Lateralfurche	Sulcus lateralis (zwischen Schläfenlappen einerseits bzw. Stirn- und Scheitellappen andererseits)
– Scheitel-Hinterhauptlappenfurche	Sulcus parietooccipitalis
– Zentralfurche	Sulcus centralis (zwischen Stirn- und Scheitellappen)
Hirnhälfte	Hemisphäre
Hirnhaut	Meninx (Pl.: Meningen)
– harte Hirnhaut	Dura mater
– weiche Hirnhaut	Leptomeninx
– Spinngewebshaut	Arachnoidea
– zarte Hirnhaut	Pia mater
Hirnlappen (Großhirnlappen)	Lobus cerebri
– Hinterhauptslappen (Okzipitallappen)	Lobus occipitalis
– Insellappen	Lobus insularis
– Scheitellappen (Parietallappen)	Lobus parietalis
– Schläfenlappen (Temporallappen)	Lobus temporalis
– Stirnlappen (Frontallappen)	Lobus frontalis
Hirnnerven	Nervi (Pl.) craniales
– Augapfelnerv	Nervus ophthalmicus
– Oberkiefernerv	Nervus maxillaris
– Unterkiefernerv	Nervus mandibularis
– I. Hirnnerv (Riechnerv)	Nervus olfactorius
– II. Hirnnerv (Sehnerv)	Nervus opticus
– III. Hirnnerv (Augenbewegungsnerv)	Nervus oculomotorius
– IV. Hirnnerv (Augenrollnerv)	Nervus trochlearis
– V. Hirnnerv (Drillingsnerv; besteht aus Augapfel-, Oberkiefer- und Unterkiefernerv)	Nervus trigeminus
– VI. Hirnnerv	Nervus abducens
– VII. Hirnnerv (Gesichtsnerv)	Nervus facialis
– VIII. Hirnnerv (Hör- und Gleichgewichtsnerv)	Nervus vestibulocochlearis
– IX. Hirnnerv (Zungen-Rachen-Nerv)	Nervus glossopharyngeus

– X. Hirnnerv	Nervus vagus
– XI. Hirnnerv (Beinerv)	Nervus accessorius
– XII. Hirnnerv (Unterzungennerv)	Nervus hypoglossus
Hirnrinde	
– **Broca-Areal**	motorisches Sprachzentrum an der Hirnrinde
– hintere Zentralwindung	Gyrus postcentralis
– vordere Zentralwindung	Gyrus praecentralis
– **Wernicke-Areal**	sensorisches Sprachzentrum an der Hirnrinde
Hirnschenkel	Crus cerebri
Hirnsichel	Falx cerebri
Hirnspalte	Fissura cerebri
Hirnstamm	Truncus cerebri
Hirnventrikel	
– dritter Ventrikel	Ventriculus tertius cerebri
– Epithel der Hirnventrikel	Ependym
– Seitenventrikel	Ventriculus lateralis cerebri
– **Sylvi'sche Wasserleitung**	Aquädukt; Verbindung zwischen 3. und 4. Ventrikel durch das Mittelhirn
– vierter Ventrikel	Ventriculus quartus cerebri
– Zentralkanal	Canalis centralis
Hirnwindung	Gyrus cerebri
Hypophysenstiel	Infundibulum hypophysis
Hypothalamus*	Abschnitt des Zwischenhirns oberhalb der Hypophyse
Kleinhirn*	Cerebellum
– Kleinhirnrinde	Cortex cerebelli
– Kleinhirnsichel	Falx cerebelli
– Kleinhirnwurm	Vermis cerebelli
– Kleinhirnzelt	Tentorium cerebelli
Körperwahrnehmung (Sensibilität)	
– Schmerzwahrnehmung	Nozizeption
– Tiefensensibilität	Propriozeption

– Wahrnehmung aus dem Körperinneren	Interozeption
– Wahrnehmung der Außenwelt	Exterozeption
– Wahrnehmung der inneren Organtätigkeit	Enterozeption
Längsfurche	Fissura longitudinalis
Lendenmark	Pars lumbalis medullae spinalis
limbisches System	funktionelle Einheit im Gehirn zur Steuerung des Triebverhaltens und der Emotionen
Mandelkern	Amygdala
Markscheide	Myelinscheide
Mittelarmnerv	Nervus medianus
Mittelhirn*	Mesencephalon
– Mittelhirnhaube	Tegmentum mesencephali
– Vierhügelplatte	Tectum mesencephali
motorische Endplatte	myoneurale Synapse; dient der Erregungsübertragung von der Nervenzelle auf die Muskelfaser
Nervenerregung	
– Aktionspotenzial	kurzzeitige Änderung des Membranpotenzials einer Nervenzelle zur Weiterleitung eines Reizes entlang des Axons
– Alles-oder-Nichts-Prinzip	die Reaktion auf einen Reiz, welcher den Schwellenwert überschreitet, läuft vollständig ab; wird der Schwellenwert nicht erreicht, bleibt die Erregung gänzlich aus
– Depolarisation	Verminderung des Ladungsunterschiedes zwischen Innen- und Außenseite einer Zellmembran, um eine Erregung auszulösen; das Potenzial ändert sich von -70mV auf +30mV
– Repolarisation	Wiederherstellen des Ruhepotenzials einer Nervenzelle
– Ruhepotenzial	Potenzial einer nicht erregten Nervenzelle, wobei die Innenseite der Zellmembran eine negative Ladung von etwa -70 mV gegenüber der Außenseite aufweist
– Schwellenpotenzial	Wert des Membranpotenzials einer Nervenzelle, der ausreicht, um eine Erregung auszulösen

Nervenfaserqualitäten	
– afferent	zuführend; sensibel und sensorisch
– efferent	wegführend; motorisch
Nervengeflecht	Plexus
– Armgeflecht	Plexus brachialis
– Halsgeflecht	Plexus cervicalis
– Lenden-Kreuzbeingeflecht	Plexus lumbosacralis
– Schamgeflecht	Plexus pudendus
– Sonnengeflecht	Plexus solaris; setzt sich zusammen aus dem Plexus coeliacus und dem Plexus mesentericus superior
Nervenzelle	Neuron
– unipolare Nervenzelle	besitzt nur ein Axon und keine Dendriten
– bipolare Nervenzelle	besitzt ein Axon und einen Dendriten
– multipolare Nervenzelle	besitzt ein Axon und zahlreiche Dendriten
Oberschenkelnerv	Nervus femoralis
peripheres Nervensystem	Systema nervosum periphericum
Pferdeschwanz (Ende des Rückenmarks)	Cauda equina
Pyramidenbahn	Tractus corticospinalis
Ranvier-Schnürring	freiliegender Axonabschnitt zwischen zwei Schwann-Zellen
Rautenhirn	Rhombencephalon
Retikulärformation	Formatio reticularis
Riechbahn	Tractus olfactorius
Riechhirn	Rhinencephalon
Riechkolben	Bulbus olfactorius
roter Kern	Nucleus ruber
Rückenmark	Medulla spinalis
– Hinterhorn	Cornu posterius
– Hinterstrang	Funiculus posterior
– Seitenhorn	Cornu lateralis
– Seitenstrang	Funiculus lateralis
– Vorderhorn	Cornu anterius

– Vorderstrang	Funiculus anterior
Rückenmarkflüssigkeit	Liquor cerebrospinalis
Sakralmark (Kreuzmark)	Pars sacralis medullae spinalis
schwarze Substanz	Substantia nigra
Seepferdchen	Hippocampus
Sehbahn	Tractus opticus
Sehnervkreuzung	Chiasma opticum
Sitzbeinnerv (Ischiasnerv)	Nervus ischiadicus
Schienbeinnerv	Nervus tibialis
Speichennerv	Nervus radialis
Spinalnerv	Nervus spinalis
– Hinterwurzel	Radix posterior
– Vorderwurzel	Radix anterior
Steißmark	Pars coccygis medullae spinalis
Subduralraum	Spatium subdurale, Cavum subdurale
Subarachnoidalraum	Spatium subarachnoidale, Cavum subarachnoidale
Sylvi'sche Wasserleitung	Aquaeductus mesencephali
Synapse	Kontaktstelle zwischen zwei Nervenzellen zur Übertragung eines Reizes
Thalamus	Kerngebiet im Zwischenhirn, Schaltstelle afferenter Sinnesbahnen (Ausnahme: Riechbahn)
Türkensattel	Sella turcica
Überträgersubstanzen	Neurotransmitter
– Acetylcholin	wichtigster Neurotransmitter des peripheren Nervensystems (PNS)
– Adrenalin, Noradrenalin	Stresshormone, Neurotransmitter des vegetativen Nervensystems
– Dopamin	erregend wirkender Neurotransmitter im zentralen Nervensystem (ZNS)
– Gamma-Aminobuttersäure (GABA)	hemmender Neurotransmitter im ZNS
– Glutamat	erregend wirkender Neurotransmitter im ZNS

vegetatives Nervensystem	jener Teil des Nervensystems, welcher die inneren Organe versorgt
– Parasympathikus	dient der Regeneration des Organismus
– Sympathikus	dient der Leistungssteigerung des Organismus
verlängertes Mark*	Medulla oblongata
vordere Zentralwindung	Gyrus praecentralis
vordere, mittlere, hintere Hirnarterie	A. cerebri anterior, media, posterior
Wadenbeinnerv	Nervus fibularis, Nervus peroneus
weiße Substanz	Substantia alba
Wirbelarterie	Arteria vertebralis
Wirbelkanal	Canalis vertebralis
zentrales Nervensystem	Systema nervosum centrale
Zentralkanal	Canalis centralis
Zirbeldrüse	Epiphysis; auch Glandula pinealis oder Corpus pineale
Zwerchfellnerv	Nervus phrenicus
Zwischenhirn*	Diencephalon
Zwischenrippennerv	Nervus intercostalis
Zwischenwirbelloch	Foramen intervertebrale

15 Sinnesorgane

Auge/Oculus

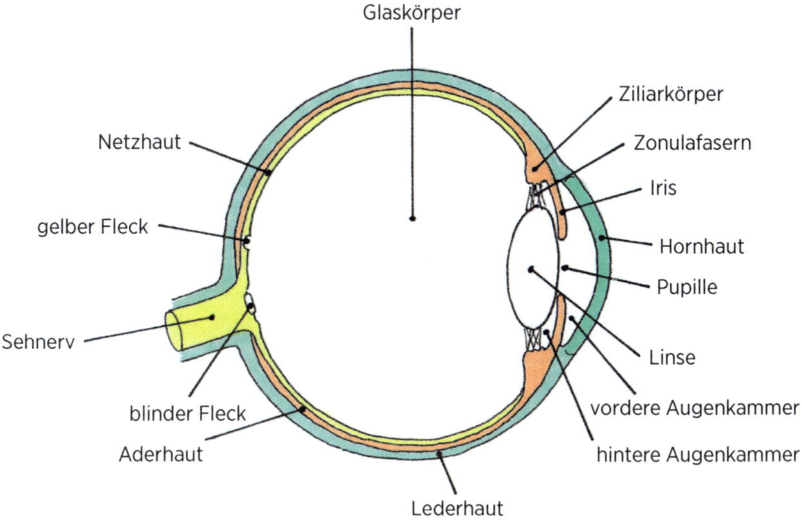

Abb. 17: **Auge/Oculus**

Aderhaut*	Chorioidea
Augapfel	Bulbus oculi
Augenbraue	Supercilium
Augenkammer	
– hintere Augenkammer*	Camera posterior bulbi
– vordere Augenkammer*	Camera anterior bulbi
Augenlid	Palpebra
– oberes Augenlid	Palpebra superior
– unteres Augenlid	Palpebra inferior
Bindehaut	Conjunctiva

blinder Fleck*	Papilla nervi optici
Engstellen der Pupille	Miosis
gelber Fleck*	Macula lutea
Glaskörper*	Corpus vitreum
Hornhaut*	Cornea
Kurzsichtigkeit	Myopie
Lederhaut*	Sclera
Linse*	Lens
Netzhaut*	Retina
Pigmentepithel	Stratum pigmentosum
Pupille	Pupilla
Pupillenengstellermuskel	Musculus sphincter pupillae
Pupillenweitstellermuskel	Musculus dilatator pupillae
Regenbogenhaut*	Iris
Sehpurpur	Rhodopsin
Schlemm'scher Kanal	Sinus venosus sclerae
Sehgrube	Fovea centralis
Sehnerv*	Nervus opticus
Sehschärfe	Visus
Stäbchenzelle	Neuron bacilliferum
Strahlenkörper	Corpus ciliare
Träne	Lacrima
Tränendrüse	Glandula lacrimalis
Tränenkanälchen	Canaliculus lacrimalis
Tränennasengang	Ductus nasolacrimalis
Tränensack	Saccus lacrimalis
Weitsichtigkeit	Hyperopie
Weitstellen der Pupille	Mydriasis
Wimper, Wimpern	Cilium, Cilia
Zapfenzelle	Neuron coniferum
Zonulafasern*	Zonula ciliaris, Fibrae zonulares

Ohr/Auris

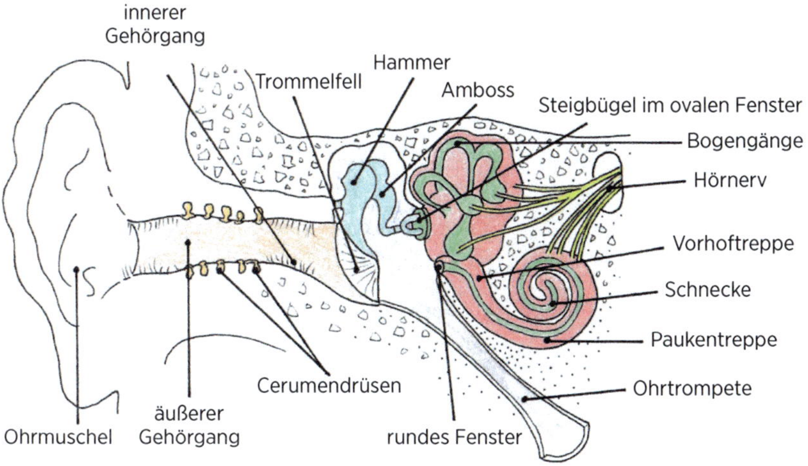

Abb. 18: **Ohr/Auris**

Amboss*	Incus
äußerer Gehörgang*	Meatus acusticus externus
äußeres Ohr	Auris externa
Bogengänge*	Canales semicirculares
Corti-Organ	eigentliches Hörorgan im Innenohr
Endolymphe	Flüssigkeit, die das häutige Labyrinth ausfüllt
Felsenbein	Pars petrosa ossis temporalis
Gleichgewichtsorgan	Organum vestibulare
– Bogengänge	Canales semicirculares
– Bogengangskuppel	Cupula ampullaris
– Sinneszellen des Gleichgewichtsorgans	Macula
– kleines Vorhofsäckchen	Sacculus
– großes Vorhofsäckchen	Utriculus

Hammer*	Malleus
Hörnerv*	Nervus vestibulocochlearis (VIII. Hirnnerv)
Innenohr	Auris interna
innerer Gehörgang*	Meatus acusticus internus
Labyrinth	Gangsystem im Felsenbein
– Schneckenlabyrinth	Labyrinthus cochlearis
– Vorhoflabyrinth	Labyrinthus vestibularis
Mittelohr	Auris media
Ohrläppchen	Lobulus auriculae
Ohrmuschel*	Auricula auris
Ohrschmalz	Cerumen
Ohrschmalzdrüse*	Glandula ceruminosa
Ohrtrompete* (Eustachische Röhre)	Tuba auditiva
ovales Fenster	Fenestra ovalis, Fenestra vestibuli
Paukengang (Paukentreppe*)	Scala tympani
Paukenhöhle	Cavum tympani, Cavitas tympani
Perilymphe	Flüssigkeit zwischen knöchernem und häutigem Labyrinth des Innenohres
rundes Fenster	Fenestra rotunda, Fenestra cochleae
Schnecke*	Cochlea
Schneckengang	Ductus cochlearis
Steigbügel*	Stapes
Trommelfell*	Membrana tympani (tympanica)
Vorhof	Vestibulum
Vorhofgang (Vorhoftreppe*)	Scala vestibuli

Geruchssinn

Riechfäden (Axone der Riechzellen)	Fila olfactoria
Riechschleimhaut (Riechepithel)	Epithelium olfactorium
Riechnerv	N. olfactorius (I. Hirnnerv)
Riechkolben	Bulbus olfactorius
Riechhirn	Rhinencephalon
Riechbahn	Tractus olfactorius

Geschmackssinn

Blattpapille	Papilla foliata
Fadenpapille	Papilla filiformis
Geschmacksknospe	Caliculus gustatorius
Geschmackspapille*	Papilla gustatoria
Geschmacksporus*	Porus gustatorius
Pilzpapille	Papilla fungiformis
Wallpapille	Papilla vallata
Zunge	Lingua
Zungenrücken	Dorsum linguae

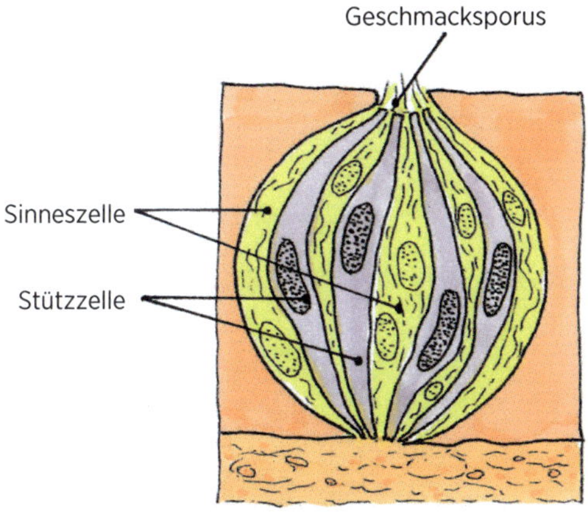

Abb. 19: **Geschmackspapille/Papilla gustatoria**

16 Haut

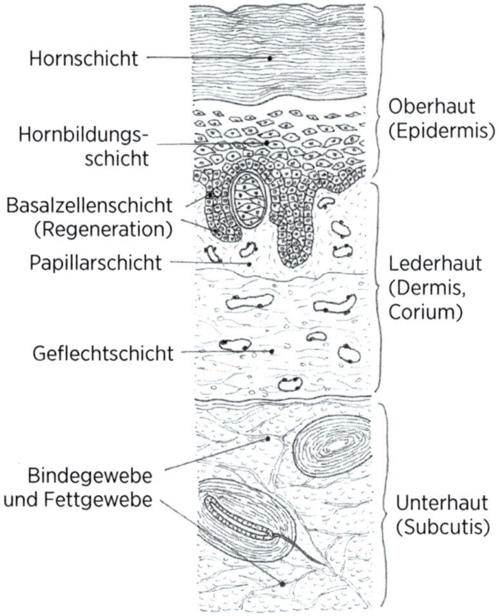

Abb. 20: **Haut/Cutis**

Borstenhaar	Seta
Flaumhaar	Lanugo
Haar	Pilus
Haarbalgmuskel	Musculus arrector pili
Haarfollikel	Folliculus pili
Haarpapille	Papilla pili
Haarschaft	Scaphus pili
Haarwurzel	Radix pili
Haarzwiebel	Bulbus pili
Haut	Cutis (im engeren Sinn: obere Hautschicht, setzt sich aus Oberhaut und Lederhaut zusammen)

Lederhaut*	Dermis, Corium
– Netzschicht (Geflechtschicht*)	Stratum reticulare
– Zapfenschicht (Papillarschicht*)	Stratum papillare
Nagel	Unguis
– Fingernagel	Unguis digiti manus
– Nagelbett	Lectulus unguis
– Nagelfalz	Sulcus matricis unguis
– Nagelhäutchen	Cuticula
– Nagelmond	Lunula
– Nageltasche	Sinus unguis
– Nagelwall	Vallum unguis, Paronychium
– Nagelwurzel	Radix unguis
– Zehennagel	Unguis digiti pedis
Oberhaut	Epidermis
– Glanzschicht	Stratum lucidum
– Hornschicht*	Stratum corneum
– Keimschicht (Basalzellschicht*)	Stratum germinativum
– Körnerschicht (Hornbildungsschicht*)	Stratum granulosum
Ohrschmalzdrüse	Glandula ceruminosa
Schweißdrüse	Glandula sudorifera
Talgdrüse	Glandula sabacea
Terminalhaar	
– Achselhaare	Hirci
– Augenbrauenhaare	Supercilia
– Barthaare	Barbae
– Kopfhaare	Capilli
– Nasenhaare	Vibrissae
– Schamhaare	Pubes
– Wimpern	Cilia
Unterhaut*	Subcutis
Wollhaar	Vellushaar

Fachsprachlicher Teil

Fachsprachlicher Teil

A

Abdomen	Bauch
Abduktion	Abspreizen eines Körperteils vom Körper
Acetabulum	Hüftgelenkspfanne
Acromion	Schulterhöhe, Schulterdach
Adduktion	Heranführen eines Körperteils zum Körper
Adhaesio interthalamica	Verbindungsbrücke zwischen den beiden Thalamuskernen
Adrenalin, Noradrenalin	Überträgersubstanzen des sympathischen Nervensystems aus dem Nebennierenmark
Adrenocorticotropin (ACTH)	die Nebennierenrinde anregendes Hormon
Adventitia	umhüllende Bindegewebsschicht um Organe
Agonist	Muskel, der eine bestimmte Bewegung bewirkt
Akren	Körperenden
Ala nasi	Nasenflügel
Ala ossis ilii	Darmbeinschaufel
Ala ossis sphenoidalis	Keilbeinflügel
Ala vomeris	Pflugscharbeinflügel
Alveolus dentalis (Alveole)	Zahnfach
Alveolus pulmonis (Alveole)	Lungenbläschen
Akkomodation	„Scharfstellen" von Bildern durch Veränderung der Linse (Nähe vs. Ferne)
Ampulla ductus deferentis	Samenleiterampulle
Ampulla tubae uterinae	Eileiterampulle
Amygdala	Mandelkern
Angiotensin	Gewebshormon mit gefäßverengender und blutdrucksteigender Wirkung
Angiotensin-Converting Enzyme	Angiotensin konvertierendes Enzym, spaltet das Angiotensin I in das aktive Angiotensin II

Angiotensinogen	Vorstufe des Angiotensins
Ansa nephroni	Henle-Schleife
Antagonist	Muskel, der eine entgegengesetzte Bewegung bewirkt
Antebrachium	Unterarm
Anteversion	Bewegen einer Extremität nach vorne
Antrum pylori	Pförtnervorhof
Anurie	fehlende Harnausscheidung
Anus	After
Aorta	Körperschlagader
— abdominalis	Bauchaorta
— ascendens	aufsteigende Aorta
— descendens	absteigende Aorta
— thoracica	Brustaorta
Apertura pelvis superior	Beckeneingang
Apertura thoracis	Brustkorböffnung
Apertura pelvis inferior	Beckenausgang
Apex	Spitze, Scheitel
— cordis	Herzspitze
— nasi	Nasenspitze
— pulmonis	Lungenspitze
— vesicae	Blasenscheitel
Aponeurose	breitflächige Sehne
Apoptose	programmierter (gewollter, kontrollierter) Zelltod
Apparatus respiratorius	Atemtrakt
Appendix epiploica	Fettanhängsel entlang der Tänien des Dickdarms
Appendix vermiformis	Wurmfortsatz
Aquädukt	Sylvi'sche Wasserleitung im Mittelhirn
Arachnoidea	Spinngewebshaut
Arbor bronchialis	Bronchialbaum
Arcus	(Gefäß-)Bogen

— aortae	Aortenbogen
— palmaris	Gefäßbogen der Handfläche
— plantaris	Gefäßbogen der Fußsohle
— zygomaticus	Jochbogen
Arteria	Arterie
— arcuata	Bogenarterie
— axillaris	Achselarterie
— basilaris	Basilararterie
— brachialis	Oberarmarterie
— bronchialis	Bronchialarterie
— carotis communis	gemeinsame Halsschlagader
— carotis interna et externa	innere und äußere Halsschlagader
— cerebri anterior, media, posterior	vordere, mittlere, hintere Hirnarterie
— coronaria (dextra et sinistra)	Herzkranzarterie (rechte und linke)
— dorsalis pedis	Fußrückenarterie
— femoralis	Oberschenkelarterie
— fibularis (peronea)	Wadenbeinarterie
— gastrica	Magenarterie
— hepatica	Leberarterie
— iliaca	Beckenarterie
— iliaca communis	gemeinsame Beckenarterie
— iliaca interna et externa	innere und äußere Beckenarterie
— intercostalis	Zwischenrippenarterie
— interlobaris	Zwischenlappenarterie
— interlobularis	Zwischenläppchenarterie
— lienalis	Milzarterie
— mesenterica superior et inferior	obere und untere Eingeweidearterie
— poplitea	Kniekehlenarterie
— pulmonalis	Lungenschlagader
— radialis	Speichenarterie
— renalis	Nierenarterie
— subclavia	Schlüsselbeinarterie

– tibialis	Schienbeinarterie
– ulnaris	Ellenarterie
– umbilicalis	Nabelschnurarterie
– vertebralis	Wirbelarterie
Articulatio	Gelenk
– acromioclavicularis	Schultereckgelenk
– coxae	Hüftgelenk
– cubiti	Ellbogengelenk
– ellipsoidea	Eigelenk
– genus	Kniegelenk
– glenohumeralis	Schultergelenk
– humeroradialis	Oberarm-Speichengelenk
– humeroulnaris	Oberarm-Ellengelenk
– intervertebralis	Zwischenwirbelgelenk
– mediocarpalis	distales Handgelenk
– plana	planes Gelenk
– radiocarpalia	proximales Handgelenk
– radioulnaris	Speichen-Ellengelenk
– sacroiliaca	Kreuz-Darmbeingelenk (Iliosakralgelenk)
– sellaris	Sattelgelenk
– sphaeroidea	Kugelgelenk
– talocruralis	oberes Sprunggelenk
– talotarsalis	unteres Sprunggelenk
– temperomandibularis	Kiefergelenk
– trochoidea	Radgelenk (Zapfengelenk)
Articulationes carpometacarpalia	Handwurzel-Mittelhandgelenke
Articulationes tarsometatarsales	Fußwurzel-Mittelfußgelenke
Atrioventrikularknoten	Aschoff-Tawara-Knoten
Astrozyt	Sternzelle; sternförmige Gliazelle des zentralen Nervensystems
Atlas	erster Halswirbel
Atrium cordis dextrum et sinistrum	rechter und linker Herzvorhof
Auricula auris	Ohrmuschel

Auricula cordis	Herzohr
Auris	Ohr
— externa	äußeres Ohr
— interna	Innenohr
— media	Mittelohr
Axilla	Achsel
Axis	zweiter Halswirbel
Axon	Achsenzylinder (efferenter Nervenzell-fortsatz)

B

Barbae	Barthaare
Basis	Basis, Grund
— cordis	Herzbasis
— cranii	Schädelbasis
— pulmonis	Lungenbasis
Biceps	zweiköpfiger Muskel
Bifurcatio aortae	Teilungsstelle der Aorta in die beiden gemeinsamen Beckenarterien
Bifurcatio tracheae	Luftröhrengabel
Bilis	Gallensaft
Blast	unreife Vorläuferzelle
Brachium	Oberarm
Bronchiolus	Bronchiole
— lobularis	Läppchenbronchiole
— terminalis	Endbronchiole
Bronchus	Bronchie
— lobaris	Lappenbronchus
— principalis	Hauptbronchus
— segmentalis	Segmentbronchus
Bucca	Wange
Bulbus oculi	Augapfel

Bulbus olfactorius	Riechkolben
Bulbus penis	Penisknolle
Bulbus pili	Haarzwiebel
Bursa synovialis	Schleimbeutel

C

Caecum (Coecum)	Blinddarm
Calcaneus	Fersenbein
Calcitonin	Hormon der C-Zellen der Schilddrüse
Caliculus gustatorius	Geschmacksknospe
Calix renalis	Nierenkelch
Calvaria	Schädeldecke, Schädelkalotte
Calx	Ferse
Camera anterior et posterior bulbi	vordere und hintere Augenkammer
Canales semicirculares	Bogengänge
Canaliculus lacrimalis	Tränenkanälchen
Canalis alimentarius	Verdauungstrakt
Canalis	Kanal, Röhre
— carpi	Karpalkanal (Karpaltunnel)
— centralis	Zentralkanal
— inguinalis	Leistenkanal
— spinalis	Wirbelkanal, Rückenmarkskanal
— urogenitalis	Harnsamenröhre
— vertebralis	Wirbelkanal
Capilli	Kopfhaare
Capitulum humeri	Oberarmköpfchen
Capsula	Kapsel
— adiposa renalis	Nierenfettkapsel
— articularis	Gelenkkapsel
— fibrosa renalis	Nierenkapsel
Caput	Kopf (Knochen, Gelenk)
— articulare	Gelenkkopf

— femoris	Oberschenkelkopf
— humeri	Oberarmkopf
— radii	Speichenkopf
— tibiae	Schienbeinkopf
— ulnae	Ellenkopf
Carpus	Handwurzel
Cartilago	Knorpel
— arytaenoidea	Stellknorpel
— cricoidea	Ringknorpel
— articularis	Gelenkknorpel
— epiglottica	Kehldeckel
— nasi	Nasenknorpel
— thyroidea	Schildknorpel
— trachealis	Luftröhrenknorpel
Cauda equina	Pferdeschwanz (Ende des Rückenmarks)
Cavitas (auch: Cavum)	Höhle
— abdominalis	Bauchhöhle
— articularis	Gelenkspalt, Gelenkhöhle
— glenoidalis	Gelenkpfanne des Schultergelenks
— nasi	Nasenhöhle
— oris	Mundhöhle
— pelvis	Beckenhöhle
— pericardii	Herzbeutelhöhle (Perikardhöhle)
— pleurae	Pleuraspalt, Pleurahöhle
— uteri	Gebärmutterhöhle
— thoracica	Brusthöhle
— tympani	Paukenhöhle
Cellula	Zelle
Cellula glandulosa	Drüsenzelle
Cellulae ethmoidales	Siebbeinzellen
Cementum dentis	Zahnzement
Centrum tendineum	Sehnenplatte des Zwerchfells

Cerebellum	Kleinhirn
Cerebrum	Gehirn
Cerumen	Ohrenschmalz
Cervix uteri	Gebärmutterhals
Chemotaxis	Anlocken von Immunzellen
Chiasma opticum	Sehnervkreuzung
Choane	hintere Nasenöffnung
chondrale Ossifikation	indirekte Verknöcherung (aus Knorpelgewebe)
Chondroblast	teilungsfähige Knorpelzelle
Chondroklast	Knorpelfresszelle
Chondrozyt	Knorpelzelle
Chorda tendinea	Sehnenfaden
Chorioidea	Aderhaut des Augapfels
Cilium (Pl. Cilia)	Wimper (Wimpern)
Cingulum	Gürtel
— membri inferioris, Cingulum pelvicum	Beckengürtel
— membri superioris	Schultergürtel
Circulus arteriosus cerebri Willisii	Arterienring des Gehirns
Cisterna chyli	Lendenzisterne
Clavicula	Schlüsselbein
Clitoris	Kitzler
Cochlea	Schnecke, Hörorgan
Collum	Hals
— dentis	Zahnhals
— femoris	Oberschenkelhals
— humeri	Humerushals, Oberarmhals
Colon	Grimmdarm
— ascendens	aufsteigender Grimmdarm
— descendens	absteigender Grimmdarm
— sigmoideum	S-förmiger Grimmdarm
— transversum	querverlaufender Grimmdarm
Columna renalis	Nierensäule, Rindensäule

Columna vertebralis	Wirbelsäule
Concha nasalis superior, media, inferior	obere, mittlere, untere Nasenmuschel
Condylus	Gelenksknorren
Conjunctiva	Bindehaut
Cor	Herz
Corium	Lederhaut
Cornea	Hornhaut des Augapfels
Cornu	Horn des Rückenmarks
– anterius	Vorderhorn
– laterale	Seitenhorn
– posterius	Hinterhorn
Corona dentis	Zahnkrone
Corpus callosum	Balken
Corpus	Körper (auch i. S. v. Hauptteil)
– cavernosum clitoridis	Klitorisschwellkörper
– cavernosum penis	Penisschwellkörper
– ciliare	Strahlenkörper
– clitoridis	Klitorisschaft
– femoris	Oberschenkelschaft
– humeri	Oberarmschaft
– luteum	Gelbkörper
– mandibulae	Unterkieferkörper
– ossis ischii	Sitzbeinkörper
– ossis pubis	Schambeinkörper
– penis	Peniskörper, Penisschaft
– pineale	Zirbeldrüse
– radii	Speichenschaft
– spongiosum glandis	Eichelschwellkörper
– spongiosum penis	Harnröhrenschwellkörper
– sterni	Brustbeinkörper
– tibiae	Schienbeinschaft
– ulnae	Ellenschaft

— uteri	Gebärmutterkörper
— ventriculi	Magenkörper
— vertebrae	Wirbelkörper
— vesicae	Blasenkörper
— vitreum	Glaskörper
Corpusculum renale	Nierenkörperchen (Malpighi-Körperchen)
Cortex	Rinde
— cerebelli	Kleinhirnrinde
— cerebri	Großhirnrinde
— glandulae suprarenalis	Nebennierenrinde
— ovarii	Eierstockrinde
— renalis	Nierenrinde
Corticotropin-Releasing Hormon (CRH, Corticoliberin)	ACTH freisetzendes Hormon
Costa	Rippe
— spuria	unechte Rippe
— vera	echte Rippe
Coxa	Hüfte
Cranium	Schädel
Crena ani	Analrinne
Crista iliaca	Darmbeinkamm
Crista terminalis	sichelförmige Muskelleiste im rechten (Herz-)Vorhof
Crus	Unterschenkel
Crus	Schenkel (allg.)
— cerebri	Hirnschenkel
— clitoridis	Klitorisschenkel
— penis	Penisschenkel
Cubita	Ellenbogen
Cupula ampullaris	Bogengangskuppel
Curvatura (Kurvatur)	Krümmung, Biegung
— gastrica major	große Magenkurvatur
— gastrica minor	kleine Magenkurvatur

Cuspis dentis	Zahnhöcker
Cuticula	Nagelhäutchen
Cutis	Haut; obere Hautschicht, setzt sich aus Oberhaut und Lederhaut zusammen
Cytoplasma	Zellplasma

D

Dendrit	Nervenzellfortsatz, der Impulse zum Nervenzellkörper hinleitet; kurzer Fortsatz
Dens	Zahn
— caninus	Eckzahn
— deciduus	Milchzahn
— incisivus	Schneidezahn
— lactalis	Milchzahn
— molaris	hinterer Backenzahn/Mahlzahn
— praemolaris	vorderer Backenzahn
— sapiens	Weisheitszahn
Dens axis	Zahn des 2. Halswirbels
Dentin	Zahnbein
Depolarisation	Nervenerregung: Verminderung des Ladungsunterschiedes zwischen Innen- und Außenseite einer Zellmembran, um eine Erregung auszulösen; das Potenzial ändert sich von –70mV auf +30mV
Dermis	Lederhaut
Descensus testis	Hinunterwandern des Hodens in den Hodensack während der Fetalzeit
desmale Ossifikation	direkte Verknöcherung (aus Bindegewebe)
Desmosom	Zellkontakt zur Stabilisierung von Geweben
Desoxyribose	Zucker aus 5 Kohlenstoffatomen, Bestandteil der Desoxyribonukleinsäure (DNS)
Diapedese	Austreten von Blutzellen aus Kapillaren ins umliegende Gewebe
Diaphragma	Zwerchfell

Diaphragma pelvis	hinterer und tiefer gelegener Beckenbodenanteil
Diaphragma urogenitale	vorderer und oberflächlicher gelegener Anteil des Beckenbodens
Diaphyse	Knochenschaft
Diarrhoe	Durchfall
Diarthrose	echtes Gelenk
Diastole	Erschlaffungsphase des Herzens
Diencephalon	Zwischenhirn
Diffusion	a) Austausch der Atemgase zwischen Alveolarluft und Kapillarblut, b) Durchmischung zweier Stoffe mit dem Ziel eines Konzentrationsausgleichs, indem die Teilchen vom Ort höherer zum Ort niedriger Konzentration wandern
Digestion	Verdauung; Aufschließen der Nahrungsmittel durch Verdauungsenzyme
Digitus	Finger, Zehe
— anularis	Ringfinger
— manus	Finger
— medius	Mittelfinger
— minimus	kleiner Finger
— pedis	Zehe
Dilatation	Entspannen, Ausweiten von Hohlorganen
diploid	doppelter Chromosomensatz
Disaccharid	Zweifachzucker
Discus intervertebralis	Bandscheibe
distaler Tubulus	Mittelstück der Nierenkanälchen
Diurese	Harnausscheidung
dominant	in Erscheinung tretendes Erbmerkmal
Dorsalflexion	Bewegung der Hand oder des Fußes zum Handrücken/Fußrücken hin
Dorsum	Rücken
— linguae	Zungenrücken
— manus	Handrücken
— nasi	Nasenrücken

— pedis	Fußrücken
— penis	Penisrücken
Ductus	Gang, Leitung
— arteriosus (Botalli)	Gefäßverbindung zwischen Aorta und Lungenstamm im fetalen Kreislauf
— biliferus (cysticus)	Gallengang
— choledochus	Hauptgallengang
— cochlearis	Schneckengang (im Ohr)
— deferens	Samenleiter
— hepaticus	Lebergang
— hepaticus communis	gemeinsamer Lebergang
— lactiferi	Milchgang
— lymphaticus dexter	rechter Lymphgang
— nasolacrimalis	Tränennasengang
— pancreaticus	Bauchspeichelgang
— thoracicus	Milchbrustgang
— venosus (Arantii)	Gefäßverbindung zwischen Nabelvene und unterer Hohlvene
Duodenum	Zwölffingerdarm
Dura mater	harte Hirnhaut
Dyspnoe	Atemnot

E

Ejakulation	Samenerguss
Ektoderm	äußeres Keimblatt
Embolie	Verschluss eines Blutgefäßes durch eingeschwemmtes Material
Embolus	Blutgerinnsel oder Fremdkörper, der mit dem Blutstrom verschleppt wird, bis er letztlich in einem Gefäß mit zu geringem Durchmesser steckenbleibt
Embryogenese	Entwicklung des Embryos
Enamelum	Zahnschmelz
Encephalon (griech.)	Gehirn

enchondrale Ossifikation	Verknöcherung innerhalb des Knorpels
Endokard	Herzinnenhaut
endokrin	Ausscheidungsmodus von Hormondrüsen, die ihre „Produkte“ nach innen, also direkt an das Blut abgeben
endokrines System	Hormonsystem
Endolymphe	Flüssigkeit, die das häutige Innenohr ausfüllt
Endometrium	Gebärmutterschleimhaut
Endost	innere Knochenhaut
Endothel	innere Gefäßschicht
Endozytose	Aufnahme von Stoffen in die Zelle
Enterozeption	Wahrnehmung der inneren Organtätigkeit
Enterozyt	Saumzelle, Darmepithelzelle
Entoderm (Endoderm)	inneres Keimblatt
Enzym (Ferment)	biochemischer Katalysator, der Stoffwechselvorgänge im Organismus beschleunigt
Ependym	Epithel der Hirnventrikel
Epicondylus	Knochenvorsprung
Epidermis	Oberhaut
Epididymis	Nebenhoden
Epiglottis	Kehldeckel
Epikard	Herzaußenhaut
Epipharynx	Nasenrachen
Epiphyse	a) Knochenende, b) Zirbeldrüse
Epithalamus	Hirnregion oberhalb des Thalamus (beinhaltet die Epiphyse)
Epithel	Deckgewebe
Epithelium olfactorium	Riechschleimhaut, Riechepithel
Erythroblast	Vorläuferzelle der roten Blutzelle
Erythrodiapedese	Austritt von roten Blutzellen bei Blutstauung
Erythropoese	Bildung der roten Blutzellen
Erythropoetin	Wachstumsfaktor der roten Blutkörperchen

Erythrozyt	rote Blutzelle, rotes Blutkörperchen
Eukaryot	Lebewesen, dessen Zellen Zellkerne besitzen
exokrin	Ausscheidungsmodus von Drüsen, die ihre „Produkte" über einen Ausführungsgang an eine Oberfläche abgeben
Exozytose	Ausschleusen von Stoffen aus der Zelle
Exspiration	Ausatmen
Extension	Streckung
Exterozeption	Wahrnehmung der Außenwelt
extrazelluläre Flüssigkeit	Flüssigkeit, die sich außerhalb der Zellen befindet
Extremitas acromialis	laterales Schlüsselbeinende
Extremitas sternalis	mediales Schlüsselbeinende

F

Facies	Gesicht
Facies articularis	Gelenkfläche
Faeces	Stuhl
Falx cerebelli	Kleinhirnsichel
Falx cerebri	Großhirnsichel
Fascie	Muskelbinde
Fascia renalis	Nierenfaszie
Fasciculus atrioventricularis	Atrioventrikularbündel, His-Bündel
Femur	Oberschenkelknochen
Fenestra	Fenster
— cochleae	Schneckenfenster
— ovalis	ovales Fenster (Ohr)
— rotunda	rundes Fenster (Ohr)
— vestibuli	Vorhoffenster
Fertilität	Fruchtbarkeit
Fetogenese	Entwicklung des Fetus
Fibrinolyse	Fibrinspaltung (Fibrin: Blutgerinnungsfaktor)

Fibroblast	teilungsfähige Bindegewebszelle
Fibrozyt	Bindegewebszelle
Fibula	Wadenbein
Fila olfactoria	Riechfäden
Fimbrien	Eileiterfransen
Fissura cerebri	Hirnspalte
Fissura longitudinalis	Längsfurche
Flexion	Beugung
Flexura coli dextra et sinistra	rechte und linke Kolonbiegung (Grimmdarmbiegung)
Flexura duodenojejunalis	Zwölffingerdarm-Leerdarmbiegung
Folliculus pili	Haarfollikel
Follikelstimulierendes Hormon (FSH)	Follikelreifung anregendes Hormon
Fonticulus	Fontanelle
– anterior	große (vordere) Fontanelle
– mastoideus	hintere Seitenfontanelle
– posterior	kleine (hintere) Fontanelle
– sphenoidalis	vordere Seitenfontanelle
Foramen	Loch, Öffnung
– intervertebrale	Zwischenwirbelloch
– magnum	großes Hinterhauptsloch
– obturatum (obturatorium)	Hüftloch
– ovale	ovales Fenster der fetalen Herzscheidewand
– venae cavae	Hohlvenenloch des Zwerchfells
– vertebrae	Wirbelloch
Formatio reticularis	Retikulärformation
Fornix cerebri	Gewölbe, Faserbündel im Großhirn
Fornix vaginae	Scheidengewölbe
Fovea articularis	Gelenkpfanne
Fovea centralis	Sehgrube
Fossa ovalis	ovale Grube (am Vorhofseptum)
Frenulum	Zungenbändchen
Fructose	Fruchtzucker

Fundus uteri	Gebärmutterkuppe
Fundus ventriculi	Magengrund
Fundus vesicae	Blasengrund
Funiculus	Strang
— anterior (medullae spinalis)	Vorderstrang (des Rückenmarks)
— lateralis	Seitenstrang
— posterius	Hinterstrang
— spermaticus	Samenstrang
— umbilicalis	Nabelschnur

G

Gap Junctions	kanälchenförmige Zellverbindungen zwischen benachbarten Zellmembranen
Gaster	Magen
Genus	Knie
Gingiva	Zahnfleisch
Ginglymus	Scharniergelenk
Glandula	Drüse
— bulbourethralis	Bulbourethraldrüse, Cowper'sche Drüse
— ceruminosa	Ohrschmalzdrüse
— endocrina	Hormondrüse
— lacrimalis	Tränendrüse
— mammaria	Brustdrüse
— parathyroidea	Nebenschilddrüse (Epithelkörperchen)
— paraurethralis	Paraurethraldrüse
— parotis	Ohrspeicheldrüse
— pinealis	Zirbeldrüse
— pituitaria	Hirnanhangsdrüse
— sabacea	Talgdrüse
— salivatoria	Speicheldrüse
— sublingualis	Unterzungenspeicheldrüse
— submandibularis	Unterkieferspeicheldrüse

— sudorifera	Schweißdrüse
— suprarenalis	Nebenniere
— thyroidea	Schilddrüse
— vesiculosa	Bläschendrüse
— vestibularis major	große Vorhofdrüse, Bartholini-Drüse
— vestibularis minor	kleine Vorhofdrüse
Glandulae duodenales	Brunner-Drüsen; schleimproduzierende Drüsen im Zwölffingerdarm
Glans	Peniseichel
— clitoridis	Klitoriseichel
— penis	Eichel
Gliazelle	Stützzelle des Nervensystems
Globus pallidus (Pallidum)	bleicher Kern des Zwischenhirns
Glomerulus, Glomerulum	Nierenknäuel (Kapillarknäuel des Nierenkörperchens)
Glucose	Traubenzucker
Gluconeogenese	Neubildung von Glukose im Organismus aus Aminosäuren oder Fettsäuren
Glukagon	blutzuckersteigerndes Hormon
Glykogen	menschliche und tierische Speicherform der Glukose
Glykogenolyse	Abbau von Glykogen zu Glukose
Glykokalix	für Funktion und Erscheinungsbild maßgebliche äußerste Schicht der Zellwand
Glykolyse	Abbau von Glukose im Organismus zur Gewinnung von Energie in Form von ATP
Gonade	Keimdrüse
Gonadotropin-Releasing Hormon (Gn-RH, Gonadoliberin)	FSH und LH freisetzendes Hormon
Gonosom	Geschlechtschromosom
Granulozyt	weiße Blutzelle mit Granula (Körnchen) im Zellplasma
Gyrus cerebri	Hirnwindung
— postcentralis	hintere Zentralwindung
— praecentralis	vordere Zentralwindung

H

Hämatopoese	Blutbildung
Hallux	Großzehe
Haustra coli	Ausbuchtung der Dickdarmwand
haploid	einfacher Chromosomensatz
Hemisphäre	Hirnhälfte
Hepar	Leber
Hepatozyt	Leberzelle
heterozygot	gemischterbig
Hiatus aorticus	Aortenschlitz im Zwerchfell
Hiatus oesophageus	Speiseröhrenschlitz im Zwerchfell
Hilus pulmonis	Lungenwurzel
Hilus renalis	Nierenpforte
Hippocampus	Seepferdchen
Hirci	Achselhaare
homozygot	reinerbig
Humerus	Oberarmknochen
Humor aquosus	Kammerwasser (Auge)
hyalin	glasartig, durchscheinend
Hymen	Jungfernhäutchen
Hyperopie	Weitsichtigkeit
Hypopharynx	Kehlkopfrachen
Hypophyse	Hirnanhangsdrüse
Hypothalamus	Abschnitt des Zwischenhirns oberhalb der Hypophyse

I

Ikterus	Gelbsucht
Ileum	Krummdarm
Ileus	Darmverschluss
Incus	Amboss
Infertilität	Unfruchtbarkeit

Infundibulum	Trichter, Stiel
— hypophysis	Hypophysenstiel
— tubae uterinae	Eileitertrichter
Inguen	Leiste
Inspiration	Einatmen
Insulae pancreaticae	Langerhans-Inseln
Insulin	blutzuckersenkendes Hormon
Intermediärtubulus (Tubulus attenuatus)	Überleitungsstück
Interozeption	Wahrnehmung aus dem Körperinneren
interstitielle Flüssigkeit	Zwischenzellflüssigkeit
intervertebral	zwischen den Wirbeln
Intestinum	Darm, Eingeweide
— crassum	Dickdarm
— tenue	Dünndarm
intravasale Flüssigkeit	Flüssigkeit innerhalb von Gefäßen
intrazelluläre Flüssigkeit	Flüssigkeit innerhalb von Zellen
Introitus vaginae	Scheideneingang
Iris	Regenbogenhaut
Isthmus	Enge
— faucium	Schlundenge (Rachenenge)
— glandulae thyroideae	Gewebebrücke zwischen den Schilddrüsenlappen
— uteri	Gebärmutterenge

J

Jejunum	Leerdarm
Jugulum	Drosselgrube

K

Kapillare	Haargefäß
kardiovaskuläres System	Herz-Kreislauf-System
Karyogramm	geordnete grafische Darstellung der Chromosomen

Karyotyp	Erscheinungsbild der Gesamtheit der Chromosomen (Norm: 22 Autosomenpaare, 1 Gonosomenpaar = 23 Chromosomenpaare oder 46 Chromosomen)
Kinozilie	Flimmerhärchen
Klimakterium	Wechseljahre
Koagulation	Gerinnung; Denaturierung von Eiweißen, Verklumpen von Blutbestandteilen, Entstehung von Klümpchen
Kontraktion	Zusammenziehen, Verkürzen, Anspannen von Muskelfasern
Kyphose	konkave Krümmung der Wirbelsäule nach vorne, Buckel

L

Labium	Lippe
— major pudendi	äußere (große) Schamlippe
— minor pudendi	kleine (innere) Schamlippe
— oris	Lippe (Mund)
— vulvae	Vulvalippe (Schamlippe)
Labyrinth	Gangsystem im Felsenbein
Labyrinthus cochlearis	Schnecke
Labyrinthus vestibularis	Vorhoflabyrinth
Lacrima	Tränenflüssigkeit, Träne
Lactose	Milchzucker
Lanugohaar	Flaumhaar
Laryngopharynx	Kehlkopfrachen
Larynx	Kehlkopf
Lectulus unguis	Nagelbett
Lens	Linse
Leptomeninx	weiche Hirnhaut
Leukodiapedese	Austreten von weißen Blutzellen, d.h. Abwehrzellen im Rahmen von Entzündungsvorgängen
Leukopoese	Bildung der weißen Blutzellen

Leukozyt	weiße Blutzelle
Liberine	freisetzende Hormone (Releasing-Hormone)
Lien (lat.)	Milz
Ligamentum	Band
— anulare radii	Ringband der Speiche
— collaterale fibulare/laterale	äußeres Seitenband (Knie)
— collaterale tibiale/mediale	inneres Seitenband (Knie)
— cruciatum anterius et posterius	vorderes und hinteres Kreuzband (Knie)
— inguinale	Leistenband
— latum uteri	breites Mutterband, breites Gebärmutterband
— ovarii proprium	Eierstockeigenband
— suspensorium ovarii	Aufhängeband des Eierstocks
— transversum atlantis	Querband des 1. Halswirbels
— vestibulare	Taschenband
— vocale	Stimmband
Lingua	Zunge
Lipid	Fett
Liquor	Flüssigkeit
— amnii	Fruchtwasser, Amnionflüssigkeit
— cerebrospinalis	Hirn- und Rückenmarksflüssigkeit
Lobulus auriculae	Ohrläppchen
Lobulus pulmonis	Lungenläppchen
Lobus	Lappen
— anterior hypophysis	Hypophysenvorderlappen (Adenohypophyse)
— caudatus hepatis	geschwänzter Leberlappen
— cerebri	Hirnlappen
— thyroideae	Schilddrüsenlappen
— frontalis cerebri	Stirnlappen, Frontallappen
— insularis cerebri	Insellappen
— occipitalis cerebri	Hinterhauptslappen, Okzipitallappen

— parietalis cerebri	Scheitellappen, Parietallappen
— posterior hypophysis	Hypophysenhinterlappen (Neurohypophyse)
— pulmonis	Lungenlappen
— renalis	Nierenlappen
— temporalis cerebri	Schläfenlappen, Temporallappen
Lordose	konvexe Krümmung der Wirbelsäule nach vorne
Lunula	Nagelmond
Luteinisierendes Hormon (LH)	Gelbkörperbildung anregendes Hormon
Lymphoblast	Vorläuferzelle der Lymphozyten
Lymphozyt	weiße Blutzelle der erworbenen Immunität

M

Macula lutea	gelber Fleck
Makrophage	Riesenfresszelle
Makulaorgan	Sinneszellen des Gleichgewichtsorgans
Malleolus lateralis	Außenknöchel
Malleolus medialis	Innenknöchel
Malleus	Hammer
Maltose	Malzzucker
Mamilla	Brustwarze
Mamma	Brust
Mandibula	Unterkiefer
Manubrium sterni	Handgriff (des Brustbeins)
Manus	Hand
Maxilla	Oberkiefer
Meatus	Gang, Öffnung
— acusticus externus	äußerer Gehörgang
— acusticus internus	innerer Gehörgang
— nasi	Nasengang
— urethrae externus	Harnröhrenöffnung
Mediastinum	Mittelfellraum, Zwischenfellraum

Medulla	Mark
— oblongata	verlängertes Mark
— ossium	Knochenmark
— renalis	Nierenmark
— spinalis	Rückenmark
— suprarenalis	Nebennierenmark
Megakaryozyt	Riesenzelle des roten Knochenmarks, Vorläuferzelle der Blutplättchen
Meiose	Reifeteilung
Melatonin	Hormon der Zirbeldrüse
Melanotropin	Melanozyten-stimulierendes Hormon; Hormon zur Pigmentierung von Haut und Haaren
Membrana interossei	Zwischenknochenmembran
Membrana tympani (Membrana tympanica)	Trommelfell
Membrum inferius	untere Extremität (untere Gliedmaße)
Membrum superius	obere Extremität (obere Gliedmaße)
Menarche	Zeitpunkt der ersten Regelblutung
Meninx	Hirnhaut
Meniscus	Zwischenscheibe im Gelenkspalt
Menopause	Zeitpunkt der letzten Regelblutung
Menstruation, Menses	Monatsblutung
Mentum	Kinn
Mesencephalon	Mittelhirn
Mesenchym	embryonales Bindegewebe
Mesenterium	Gekröse
Mesoderm	mittleres Keimblatt
Mesometrium	Gekröse der Gebärmutter
Mesopharynx	Mundrachen
Mesosalpinx	Gekröse des Eileiters
Mesothel	Epithel der serösen Häute eines Organismus (Auskleidung von Körperhöhlen, Organüberzüge)

Mesovarium	Gekröse des Eierstocks
Metacarpus	Mittelhand
Metaphyse	Knochenabschnitt zwischen Epiphyse und Diaphyse
Metatarsus	Mittelfuß
Mikrobiom	Darmflora
Mikroglia	Hortega-Zelle; Gewebsmakrophage im zentralen Nervensystem
Mikrophage	kleine Fresszelle
Mikrovilli	zarte fadenförmige Zellausstülpungen zur Vergrößerung ihrer Oberfläche
Miktion	Harnfluss
Miosis	Engstellen der Pupille
Mitose	Zellteilung, bei der zwei genetisch idente Zellen mit diploidem Chromosomensatz entstehen
Mitralklappe	linke Atrioventrikularklappe
Monozyt	große Abwehrzelle, Vorläuferzelle zahlreicher Gewebsmakrophagen
Mons pubis (Mons veneris)	Schamberg, Venushügel
Morula	Maulbeere, Maulbeerstadium (beschreibt die Zellansammlung während der Embryogenese ab dem Acht-Zell-Stadium bis zur Blastozyste)
Motilität (Darmmotilität)	Beweglichkeit des Darms
– Pendelbewegungen	Kontraktionen der Längsmuskulatur des Darms
– Peristaltik	wellenförmige Bewegungen der glatten Organmuskulatur
– Segmentationsbewegung	Kontraktionen der Ringmuskulatur des Darms
mukös	zähflüssig, schleimig
Multipara	Frau, die mehr als zwei Kinder geboren hat
multipotente Stammzelle	vielkönnende Stammzelle
Musculus	Muskel
– abductor hallucis	Großzehenspreizer
– abductor pollicis	Daumenspreizer

– adductor brevis	kurzer Adduktor
– adductor hallucis	Großzehenheranführer
– adductor longus	langer Adduktor
– adductor magnus	großer Adduktor
– adductor pollicis	Daumenheranzieher
– arrector pili	Haarbalgmuskel
– biceps brachii	Bizeps (zweiköpfiger Armmuskel)
– biceps femoris	Oberschenkelbizeps (zweiköpfiger Oberschenkelmuskel)
– brachialis	Oberarmmuskel
– brachioradialis	Oberarmspeichenmuskel
– buccinator	Wangenmuskel
– bulbospongiosus	Schwellkörpermuskel
– coccygeus	Steißbeinmuskel
– deltoideus	Deltamuskel
– depressor anguli oris	Mundwinkelsenkermuskel
– depressor labii inferioris	Unterlippensenkermuskel
– detrusor vesicae	Harnaustreibermuskel
– dilatator pupillae	Pupillenweitstellermuskel
– extensor carpi radialis	radialer Handstrecker
– extensor carpi ulnaris	ulnarer Handstrecker
– extensor digitorum manus/pedis	Fingerstrecker/Zehenstrecker
– extensor hallucis	Großzehenstrecker
– extensor pollicis	Daumenstrecker
– fibularis (peroneus)	Wadenbeinmuskel
– flexor carpi	Handbeuger
– flexor digitorum manus/pedis	Fingerbeuger/Zehenbeuger
– flexor hallucis	Großzehenbeuger
– flexor pollicis	Daumenbeuger
– frontalis	Stirnmuskel
– gastrocnemius	Zwillingswadenmuskel
– gemellus	Zwillingsmuskel
– gluteus maximus	größter Gesäßmuskel

— gluteus medius et minimus	mittlerer und kleiner Gesäßmuskel
— gracilis	Schlankmuskel
— iliopsoas	Darmbein-Lendenmuskel
— infraspinatus	Untergrätenmuskel
— intercostalis externus	äußerer Zwischenrippenmuskel
— intercostalis internus	innerer Zwischenrippenmuskel
— interossei	Zwischenknochenmuskel
— ischiocavernosus	Sitzbein-Schwellkörpermuskel
— latissimus dorsi	breitester Rückenmuskel
— levator anguli oris	Mundwinkelheber
— levator ani	Afterhebermuskel
— levator labii superioris	Oberlippenhebermuskel
— levator scapulae	Schulterblattheber
— longus capitis	langer Kopfmuskel
— lumbricalis manus	wurmförmiger Handmuskel
— lumbricalis pedis	wurmförmiger Fußmuskel
— masseter	Kaumuskel
— obliquus abdominis	schräger Bauchmuskel
— occipitalis	Hinterhauptsmuskel
— opponens pollicis	Gegensteller des Daumens
— orbicularis oculi	Augenringmuskel
— orbicularis oris	Mundringmuskel
— palmaris longus	langer Hohlhandmuskel
— papillaris	Papillarmuskel
— pectineus	Kammmuskel
— pectoralis (major et minor)	Brustmuskel (großer und kleiner)
— piriformis	birnenförmiger Muskel
— pronator quadratus et teres	viereckiger und runder Einwärtsdrehermuskel
— quadratus femoris	viereckiger Oberschenkelmuskel
— quadriceps femoris	Quadrizeps (vierköpfiger Oberschenkelmuskel)
— rectus abdominis	gerader Bauchmuskel

– rectus capitis	gerader Kopfmuskel
– rectus femoris	gerader Oberschenkelmuskel
– rhomboideus (major et minor)	Rautenmuskel (großer und kleiner)
– risorius	Lachmuskel
– sartorius	Schneidermuskel
– semimembranosus	halbmembranöser Muskel
– semitendinosus	Halbsehnenmuskel
– serratus anterior	vorderer Sägemuskel
– soleus	Schollenmuskel
– sphincter pupillae	Pupillenengstellermuskel
– sphincter urethrae internus/externus	innerer/äußerer Harnblasenschließmuskel
– sternocleidomastoideus	Kopfwender
– subclavius	Unterschlüsselbeinmuskel
– subscapularis	Unterschulterblattmuskel
– supinator	Auswärtsdreher
– supraspinatus	Obergrätenmuskel
– temporalis	Schläfenmuskel
– tensor fasciae latae	Schenkelbindenspanner
– teres (major et minor)	Rundmuskel (großer und kleiner)
– tibialis (anterior et posterior)	Schienbeinmuskel (vorderer und hinterer)
– transversus abdominis	querer Bauchmuskel
– transversus perinei superficialis et profundus	oberflächlicher und tiefer querverlaufender Dammmuskel
– trapezius	Trapezmuskel (Kapuzenmuskel)
– triceps brachii	Trizeps (dreiköpfiger Armmuskel)
– triceps surae	dreiköpfiger Wadenmuskel
– zygomaticus major et minor	großer und kleiner Jochbeinmuskel
Mutation	Veränderung des Erbgutes einer Zelle
Mydriasis	Weitstellen der Pupille
Myelinscheide	Markscheide
Myeloblast	Vorläuferzelle der Granulozyten
Myofibrille	Muskelfäserchen
Myokard	Herzmuskel

Myometrium	Gebärmuttermuskulatur
Myopie	Kurzsichtigkeit
Myozyt	Muskelzelle

N

Naris	Nasenloch
Nasopharynx (Pars nasalis pharyngis)	Nasenrachen
Nasus	Nase
Natis (Podex, Glutos)	Gesäß
Nephron	kleinste funktionelle Baueinheit der Niere
Nervus	Nerv
– abducens	VI. Hirnnerv
– accessorius	XI. Hirnnerv, Beinerv
– cranialis	Hirnnerv (allg.)
– facialis	VII. Hirnnerv, Gesichtsnerv
– femoralis	Oberschenkelnerv
– fibularis	Wadenbeinnerv
– glossopharyngeus	IX. Hirnnerv, Zungen-Rachennerv
– hypoglossus	XII. Hirnnerv, Unterzungennerv
– intercostalis	Zwischenrippennerv
– ischiadicus	Sitzbeinnerv (Ischiasnerv)
– laryngeus	Kehlkopfnerv
– mandibularis	Unterkiefernerv
– maxillaris	Oberkiefernerv
– medianus	Mittelarmnerv
– oculomotorius	III. Hirnnerv, Augenbewegungsnerv
– olfactorius	I. Hirnnerv, Riechnerv
– ophthalmicus	Augapfelnerv
– opticus	II. Hirnnerv, Sehnerv
– peroneus	Wadenbeinnerv
– phrenicus	Zwerchfellnerv
– radialis	Speichennerv

– spinalis	Spinalnerv, Rückenmarksnerv
– tibialis	Schienbeinnerv
– trigeminus	V. Hirnnerv (Drillingsnerv)
– trochlearis	IV. Hirnnerv (Augenrollnerv)
– ulnaris	Ellennerv
– vagus	X. Hirnnerv, Vagusnerv
– vestibulocochlearis	VIII. Hirnnerv, Hör- und Gleichgewichtsnerv
Neurit	Achsenzylinder
Neurocranium	Hirnschädel
Neuron	Nervenzelle
Neuron bacilliferum	Stäbchenzelle der Netzhaut
Neuron coniferum	Zapfenzelle der Netzhaut
Nodus atrioventricularis	Atrioventrikularknoten, AV-Knoten
Nodus lymphaticus (Nodus lymphoideus)	Lymphknoten
Nodus sinuatrialis	Sinusknoten
Nozizeption	Schmerzwahrnehmung
Nucha	Nacken
Nuclei basales	Basalganglien
Nucleolus	Kernkörperchen
Nucleus	Zellkern
Nucleus caudatus	Schweifkern des Zwischenhirns
Nucleus lentiformis	Linsenkern des Zwischenhirns
Nucleus ruber	roter Kern
Nullipara	Frau, die noch kein Kind geboren hat

O

Obstipation	Verstopfung
Oculus	Auge
Oesophagus	Speiseröhre
Oestrogen	Follikelhormon
Olecranon	Ellenhaken
Oligodendrozyt	Myelinscheiden bildende Gliazelle des zentralen Nervensystems

Oligurie	verminderte Harnmenge
Omentum majus	Bauchnetz, großes Netz
omnipotente Stammzelle	alleskönnende Stammzelle
Oogenese	Eireifung
Oozyt	Eizelle (weibliche Keimzelle)
Organa urinaria	Harnorgane
Organum genitale	Geschlechtsorgan
Organum vestibulare	Gleichgewichtsorgan
Oropharynx (Pars oralis pharyngis)	Mundrachen
Os, ossis	Knochen
— breve	kurzer Knochen
— capitatum	Kopfbein
— coccygis	Steißbein
— coxae	Hüftbein
— cuboideum	Würfelbein
— cuneiforme	Keilbein
— ethmoidale	Siebbein
— frontale	Stirnbein
— hamatum	Hakenbein
— hyoideum	Zungenbein
— ilium	Darmbein
— irregulare	unregelmäßiger Knochen
— ischii	Sitzbein
— lacrimale	Tränenbein
— longum	langer Knochen (Röhrenknochen)
— lunatum	Mondbein
— nasale	Nasenbein
— naviculare	Kahnbein
— occipitale	Hinterhauptsbein
— palatinum	Gaumenbein
— parietale	Scheitelbein
— pisiforme	Erbsenbein

– planum	platter Knochen
– pneumaticum	luftgefüllter Knochen
– pubis	Schambein
– sacrum	Kreuzbein
– scaphoideum	Kahnbein
– sesamoideum	Sesambein
– sphenoidale	Keilbein
– temporale	Schläfenbein
– trapezium	großes Vieleckbein
– trapezoideum	kleines Vieleckbein
– triquetrum	Dreiecksbein
– zygomaticum	Jochbein
Os, oris	Mund
Osmose	Durchmischung zweier Stoffe mit dem Ziel eines Konzentrationsausgleichs, indem sich das Lösungsmittel durch eine semipermeable Membran vom Ort niedriger zum Ort hoher Konzentration bewegt
Ossa (Pl.)	
– carpi	Handwurzelknochen
– metacarpi	Mittelhandknochen
– metatarsi	Mittelfußknochen
– tarsi	Fußwurzelknochen
Ossifikation	Verknöcherung
Osteoblast	teilungsfähige Knochenzelle
Osteoklast	Knochenfresszelle
Osteozyt	Knochenzelle
Ostium (oder Orificium) uteri internum et externum	innerer und äußerer Muttermund
Ovarialfollikel	Eibläschen
Ovarium	Eierstock
Ovulation	Eisprung
Oxytocin	Kuschelhormon

P

Palatum	Gaumen
— durum	harter Gaumen
— molle	weicher Gaumen
Palma manus	Handfläche
Palmarflexion	Beugung der Hand zur Handinnenfläche hin
Palpebra superior/inferior	oberes/unteres Augenlid
Pancreas	Bauchspeicheldrüse
Papilla	Papille, warzenartige Erhebung
— duodeni major	große Zwölffingerdarmwarze (Vater'sche Papille)
— mammae	Brustwarze
— nervi optici	Sehnervpapille, blinder Fleck
— pili	Haarpapille
— renalis	Nierenpapille
Papilla gustatoria	Geschmackspapille
— filiformis	Fadenpapille
— foliata	Blattpapille
— fungiformis	Pilzpapille
— vallata	Wallpapille
Parasympathikus	Anteil des vegetativen Nervensystems, dient der Regeneration des Organismus
Parathormon (Parathyrin, PTH)	Hormon der Nebenschilddrüse
Parenchym	Organfunktionsgewebe
Parodontium	Zahnhalteapparat
Pars	allg.: Teil, Abschnitt, Stück
— cardiaca ventriculi (Cardia)	Mageneingang
— cervicalis medullae spinalis	Halsmark
— coccygis medullae spinalis	Steißmark
— lumbalis medullae spinalis	Lendenmark
— petrosa ossis temporalis	Felsenbein
— pylorica ventriculi	Magenausgang
— sacralis medullae spinalis	Sakralmark, Kreuzmark

– squamosa ossis temporalis	Schläfenbeinschuppe
– thoracalis medullae spinalis	Brustmark
Partus	Geburt
Patella	Kniescheibe
Pelvis	Becken
Pelvis renalis	Nierenbecken
Penis	männliches Glied
Perfusion	Lungendurchblutung
Pericardium fibrosum	äußere, fibröse Schicht des Herzbeutels
Pericardium serosum	innere, seröse Schicht des Herzbeutels
perichondrale Ossifikation	Verknöcherung des Knorpels von außen
Perikard	Herzbeutel
Perilymphe	Flüssigkeit zwischen knöchernem und häutigem Labyrinth des Innenohrs
Perimetrium	Bauchfellüberzug der Gebärmutter
Perineum	Damm
Periodontium	Wurzelhaut
Periost	Knochenhaut (Beinhaut)
Peristaltik	wellenförmige Bewegungen der glatten Organmuskulatur
Peritoneum	Bauchfell
– parietale	Bauchfellauskleidung der Bauchhöhle
– viscerale	Bauchfellüberzug der Organe
Pes	Fuß
Phagosom	Organelle in Phagozyten, die phagozytierte Teilchen einschließt
Phagozyt	Fresszelle
Phagozytose	Aufnahme von Partikeln oder Mikroorganismen durch Fresszellen
Phalanx proximalis/media/distalis	Grundglied/Mittelglied/Endglied (Finger- bzw. Zehenglieder)
Phänotyp	äußeres Erscheinungsbild eines Individuums
Pharynx	Rachen

Philtrum	vertikal verlaufende Rinne zwischen Nase und Oberlippe
Phonation	Stimmbildung
Pia mater	zarte Hirnhaut
Pilus	Haar
Pinozytose	Aufnahme von Flüssigkeit in die Zelle
Placenta	Mutterkuchen
Planta pedis	Fußsohle
Plantarflexion	Beugung des Fußes zur Fußsohle hin
Plasmalemma	Zellmembran
Platysma	Hautmuskel des Halses
Pleura	Brustfell
— parietalis	Rippenfell
— visceralis	Lungenfell
Plexus	(Nerven-)Geflecht
— brachialis	Armgeflecht
— cervicalis	Halsgeflecht
— chorioideus	Adergeflecht innerhalb der Ventrikel, welches die Hirnflüssigkeit bildet
— lumbosacralis	Lenden-Kreuzbeingeflecht
— pudendus	Schamgeflecht
— solaris	Sonnengeflecht
— submucosus	Meissner-Plexus
Plica	Falte
— semilunaris coli	halbmondförmige Falte der Dickdarmschleimhaut
— vestibularis	Taschenfalte
— vocalis	Stimmfalte (Stimmlippe)
Pneumozyt	Alveolarepithelzelle
Podozyt	sternförmige Zellen, welche das innere Blatt der Bowman-Kapsel bilden und dem Glomerulus aufliegen
Pollex	Daumen
Polysaccharid	Vielfachzucker

Polyurie	erhöhte Urinausscheidung
Pons	Brücke
Poples	Kniekehle
Porta hepatis	Leberpforte
Portio uteri	Scheidenteil der Gebärmutter
Porus acusticus externus	äußere Gehörgangsöffnung
Porus gustatorius	Geschmacksporus
Postmenopause	Lebensabschnitt, der an die Menopause anschließt
Praeputium	Vorhaut
primäre Hämostase	Blutstillung
Processus	Fortsatz
— alveolaris	Alveolarfortsatz
— articularis	Gelenkfortsatz
— coracoideus scapulae	Rabenschnabelfortsatz (Schulterblatt)
— coronoideus mandibulae	Kronenfortsatz (Unterkiefer)
— frontalis maxillae	Stirnbeinfortsatz (Oberkiefer)
— mastoideus	Warzenfortsatz (Schläfenbein)
— maxillaris	Oberkieferfortsatz
— palatinus	Gaumenfortsatz
— spinosus	Dornfortsatz (Wirbel)
— styloideus ulnae/radii	Griffelfortsatz der Elle/Speiche
— temporalis	Schläfenbeinfortsatz
— transversus	Querfortsatz (Wirbel)
— xyphoideus	Schwertfortsatz (Brustbein)
Progesteron	Gelbkörperhormon
Prokaryot	Einzeller, der keinen Zellkern besitzt
Prolactin	Hormon zur Förderung der Milchproduktion der weiblichen Brust
Promontorium ossis sacri	Knochenvorsprung des Kreuzbeins
Pronation	Einwärtsdrehung des Unterarms/Unterschenkels
Propriozeption	Tiefensensibilität
Prostata	Vorsteherdrüse

Protein	Eiweiß
proximaler Tubulus (Tubulus proximalis)	Hauptstück (Nierenkanälchen)
Pubertät	menschliche Entwicklungsphase, die zur Geschlechtsreife führt
Pubes	Schamhaare
Pulmo	Lunge
Pulmo dexter et sinister	rechter und linker Lungenflügel
Pulpa alba	weiße Pulpa (Milz)
Pulpa dentis	Zahnmark
Pulpa rubra	rote Pulpa (Milz)
Pupilla	Pupille, Sehloch
Pus	Eiter
Putamen	Schalenkern
Pylorus	Pförtner
Pyramis renalis	Markpyramide

Q

Quadriceps	vierköpfiger Muskel

R

Radius	Speiche
Radix	Wurzel
— anterior/posterior	Vorderwurzel/Hinterwurzel (Rückenmark)
— dentis	Zahnwurzel
— nasi	Nasenwurzel
— penis	Peniswurzel
— pili	Haarwurzel
— unguis	Nagelwurzel
Rami subendocardiales	Purkinje-Fasern
Ramus mandibulae	Unterkieferast
Ramus ossis pubis	Schambeinast
Raphe penis	Penisnaht

Raphe perinei	Dammnaht
Rectum	Enddarm, Mastdarm
Regio olfactoria	Riechschleimhaut
Relaxation	Entspannen, Erschlaffen von Muskelfasern
Ren	Niere
Renin	blutdrucksteigerndes Hormon der Niere
Repolarisation	Wiederherstellen des Ruhepotenzials einer Nervenzelle
Reproduktion	Fortpflanzung
Resorption	Aufnahme von Nahrungsbestandteilen durch die Darmschleimhaut
Respiration	Atmung
Rete mirabile	Wundernetz (Niere)
Rete testis	Hodennetz
Retikulozyt	Vorstufe der Erythrozyten, beinhaltet Kernreste
Retina	Netzhaut
Retinaculum	Halteband
Retroversion	Bewegung einer Extremität nach hinten
rezessiv	nicht in Erscheinung tretendes Erbmerkmal
Rhinencephalon	Riechhirn
Rhodopsin	Sehpurpur
Rhombencephalon	Rautenhirn
Rima ani	Gesäßspalte
Rima glottidis	Stimmritze
Rima pudendi	Schamspalte
Rotation	Drehbewegung einer Extremität um ihre Längsachse

S

Saccharose	Haushaltszucker (Rohr- oder Rübenzucker)
Sacculus	kleines Vorhofsäckchen (Gleichgewichtsorgan)
Saccus lacrimalis	Tränensack

Saliva	Speichel
Sanguis	Blut
Sarkolemm	Zellmembran der Muskelzelle
Sarkomer	kontraktile (zusammenziehende) Einheit des Muskels
Sarkoplasma	Inhalt einer Muskelzelle
sarkoplasmatisches Reticulum	endoplasmatisches Reticulum, welches die Muskelzelle umgibt
Scala tympani	Paukengang, Paukentreppe
Scala vestibuli	Vorhofgang, Vorhoftreppe
Scaphus pili	Haarschaft
Scapula	Schulterblatt
Sclera	Lederhaut
Scrotum	Hodensack
Segmentum bronchopulmonalis	Lungensegment
sekundäre Hämostase	Blutgerinnung
Sella turcica	Türkensattel
Septum	Scheidewand
— cordis	Herzscheidewand
— interatriale	Vorhofscheidewand
— interventriculare	Kammerscheidewand
— nasi	Nasenscheidewand
serös	dünnflüssig
Seta	Borstenhaar
Sialos	Speichel
Sinus coronarius	Koronarvenensinus
Sinus durae matris	Hirnblutleiter, Hirnsinus
Sinus lactiferi	Milchsäckchen
Sinus	Nebenhöhle
— paranasalis	Nasennebenhöhle
— frontalis	Stirnhöhle
— maxillaris	Oberkieferhöhle
— sphenoidalis	Keilbeinhöhle

Sinus unguis	Nageltasche
Sinus venosus sclerae	Schlemm'scher Kanal
Somatostatin	Wachstumshormon-blockierendes Hormon
Somatotropin (Somatotropes Hormon)	Wachstumshormon
Spatium	Raum
— epidurale	Epiduralraum
— intercostale	Zwischenrippenraum (Interkostalraum)
— peridurale	Periduralraum
— subarachnoidale	Subarachnoidalraum
— subdurale	Subduralraum
Sperma	Samenflüssigkeit
Spermatogenese	Bildung und Reifung der männlichen Keimzellen
Spermium, Spermie	Samenzelle (männliche Keimzelle)
Spina iliaca	Darmbeinstachel
Spina ischiadica	Sitzbeinstachel
Spina scapulae	Schulterblattgräte
Spiritus	Atem
Splen (griech.)	Milz
Sputum	Auswurf, Spucke
Squama occipitalis	Hinterhauptsschuppe
Stapes	Steigbügel
Statine	hemmende Hormone (Inhibiting-Hormone)
Sternum	Brustbein
Stratum	Schicht (der Haut)
— corneum	Hornschicht
— germinativum	Keimschicht
— granulosum	Körnerschicht
— lucidum	Glanzschicht
— papillare	Zapfenschicht (Papillarschicht)
— reticulare	Netzschicht (Geflechtschicht)
Stratum pigmentosum retinae	Pigmentepithel der Netzhaut

Stroma	Organstützgewebe
Struma	Kropf, Vergrößerung der Schilddrüse
Subcutis	Unterhaut
Substantia adamantina	Zahnschmelz
Substantia alba	weiße Substanz (Nervensystem)
Substantia compacta (Corticalis)	Knochenrinde
Substantia eburnea	Zahnbein
Substantia grisea	graue Substanz (Nervensystem)
Substantia nigra	schwarze Substanz (Gehirn)
Substantia ossea dentis	Wurzelzement (Zahn)
Substantia spongiosa, Spongiosa	innere (schwammartige) Substanz des Knochens
Succus gastricus	Magensaft
Sudor	Schweiß
Sulcus	Furche
— centralis	Zentralfurche (Gehirn)
— cerebri	Hirnfurche
— coronarius	Kranzfurche (zwischen Vorhöfen und Kammern)
— interventricularis	Zwischenkammerfurche (Herz)
— lateralis	Lateralfurche (Gehirn)
— matricis unguis	Nagelfalz
— parietooccipitalis	Scheitel-Hinterhauptlappenfurche
Supercilium	Augenbraue
Supination	Auswärtsdrehung des Unterarms/ Unterschenkels
Sura	Wade
Surfactant	Anti-Atelektase-Faktor (Lunge)
Sutura	Schädelnaht
— coronalis	Kranznaht
— frontalis	Stirnnaht
— frontomaxillaris	Stirnbein-Oberkiefernaht
— lambdoidea	Lambdanaht

— occipitoparietalis	Hinterhaupt-Scheitelbeinnaht
— sagittalis	Pfeilnaht (Sagittalnaht)
— squamosa	Schuppennaht
Sympathikus	Anteil des vegetativen Nervensystems zur Leistungssteigerung des Organismus
Symphysis pubica	Schambeinfuge
Synapse	Kontaktstelle zwischen zwei Nervenzellen zur Übertragung eines Reizes
Synarthrose	unechtes Gelenk, kontinuierliche Verbindung zweier Knochen
Synchondrose	Knorpelhaft
Syndesmose	Bandhaft
Synergist	Muskel, der die Bewegung eines anderen Muskels unterstützt
Synostose	Knochenhaft
Synovia	Gelenkschmiere
Synzytium	mehrkernige Zelle, die durch Verschmelzung mehrerer Zellen entstanden ist
Systema digestivum	Verdauungssystem
Systema lymphaticum	Lymphsystem
Systema nervosum centrale	zentrales Nervensystem
Systema nervosum periphericum	peripheres Nervensystem
Systole	Kontraktionsphase des Herzens

T

Taenia coli	längsverlaufendes Muskelband des Grimmdarms
Talus	Sprungbein
Tarsus	Fußwurzel
Tectum mesencephali	Vierhügelplatte des Mittelhirns
Tegmentum mesencephali	Mittelhirnhaube
Tela submucosa	bindegewebige Verschiebeschicht zwischen Schleimhaut und Muskelschicht
Tela subserosa	bindegewebige Verschiebeschicht zwischen Serosa und Muskelschicht

Telencephalon	Großhirn, Endhirn
Tendo	Sehne
Tendo calcaneus (Tendo Achillis)	Achillessehne
Tentorium cerebelli	Kleinhirnzelt
Testis	Hoden
Thalamus	Kerngebiet im Zwischenhirn, Schaltstelle afferenter Sinnesbahnen
Thorax	Brustkorb
Thrombopoese	Bildung der Blutplättchen
Thrombozyt	Blutplättchen
Thrombus	Blutgerinnsel
Thymus	Bries
Thyreotropin-Releasing Hormon (TRH, Thyreoliberin)	TSH freisetzendes Hormon
Thyroidea-stimulierendes Hormon (TSH, Thyrotropin)	Schilddrüse anregendes Hormon
Thyroxin (T4)	Hormon der Schilddrüse
Tibia	Schienbein
Tight Junctions	feste Zellverbindungen zur Stabilisierung von Epithelzellverbänden
Tonsilla	Mandel
— lingualis	Zungenmandel
— palatina	Gaumenmandel
— pharyngea	Rachenmandel
— tubaria	Tubenmandel
totipotente Stammzelle	alleskönnende Stammzelle
Trabecula carneae	Herzmuskelbälkchen
Trachea	Luftröhre
Tractus	Nervenbahn
— corticospinalis	Pyramidenbahn
— olfactorius	Riechbahn
— opticus	Sehbahn
Transkription	Ablesen einer genetischen Information von der DNA

Triceps	dreiköpfiger Muskel
Trigonum vesicae	Blasendreieck
Trijodthyronin (T3)	Hormon der Schilddrüse
Trikuspidalklappe	rechte Atrioventrikularklappe
Trochanter major/minor femoris	großer/kleiner Rollhügel des Oberschenkelknochens
Trochlea humeri	Gelenkrolle des Oberarmknochens
Truncus	Rumpf, Stamm
— brachiocephalicus	Arm-Kopf-Gefäßstamm
— cerebri	Hirnstamm
— coeliacus	Bauchhöhlengefäßstamm
— pulmonalis	Stamm der Lungenschlagader
Truncus sympathicus	sympathischer Grenzstrang
Tuba auditiva	Ohrtrompete (Eustachische Röhre)
Tuba uterina	Eileiter
Tuber ischiadicum	Sitzbeinhöcker
Tubulus	Röhrchen, Kanälchen
— proximalis	Hauptstück (der Nierenkanälchen)
— renalis	Nierenkanälchen
— seminiferus	Hodenkanälchen
Tunica	Hülle
— albuginea testis	Hodenkapsel
— mucosa	Schleimhautschicht
— muscularis	Muskelschicht
— serosa	Serosaüberzug

U

Ulna	Elle
Umbilicus	Nabel
Unguis	Nagel
— digiti manus	Fingernagel
— digiti pedis	Zehennagel

Ureter	Harnleiter
Urethra	Harnröhre
Urina	Harn
Urothel	mehrschichtiges, dehnbares Epithel der ableitenden Harnwege (Nierenbecken, Harnleiter, Harnblase, Anfangsteil der Harnröhre)
Uterus	Gebärmutter
Utriculus	großes Vorhofsäckchen des Gleichgewichtsorgans
Uvea	mittlere Augenhaut
Uvula	Gaumenzäpfchen

V

Vagina	Scheide
Vagina musculi recti abdominis	Rektusscheide
Vagina synovialis	Sehnenscheide
Vallum unguis (Paronychium)	Nagelwall
Valva	Klappe
— aortae	Aortenklappe
— ileocaecalis	Bauhin-Klappe (Ileozökalklappe)
— mitralis	Mitralklappe
— semilunaris	Taschenklappe
— tricuspidalis	Trikuspidalklappe
— trunci pulmonalis	Pulmonalklappe
Vas	Gefäß, Blutgefäß
— afferens	zuführende Arteriole des Glomerulus
— efferens	abführende Arteriole des Glomerulus
— lymphaticum	Lymphgefäß
— privatum	Blutgefäß, das der Eigenversorgung eines Organs mit Blut dient
— publicum	Blutgefäß, das dem gesamten Organismus dient, indem es den „Arbeitskreislauf" eines Organs bedient

— sanguineum	Blutgefäß
— vasorum	Blutgefäß, welches die Blutgefäße mit arteriellem Blut versorgt
Vasopressin (Antidiuretisches Hormon, ADH)	blutdrucksteigerndes Hormon
vegetativ	die Eingeweide betreffend
Vellushaar	Wollhaar
Velum palatinum	Gaumensegel
Vena	Vene
— axillaris	Achselvene
— bronchialis	Bronchialvene
— cava inferior	untere Hohlvene
— cava superior	obere Hohlvene
— cardiaca magna/media/parva	große/mittlere/kleine Herzvene
— coronaria	Herzkranzvene
— hepatica	Lebervene
— iliaca	Beckenvene
— jugularis	Drosselvene
— portae	Pfortader
— pulmonalis	Lungenvene
— renalis	Nierenvene
— saphena (magna et parva)	Rosenvene (große und kleine)
— ulnaris	Ellenvene
— umbilicalis	Nabelschnurvene
— bronchialis	Bronchialvene
Ventilation	Lungenbelüftung
Ventriculus	Magen
Ventriculus cerebri	Hirnventrikel
Ventriculus cordis	Herzkammer
Ventriculus lateralis cerebri	Seitenventrikel (1. und 2. Ventrikel)
Ventriculus quartus cerebri	vierter Ventrikel
Ventriculus tertius cerebri	dritter Ventrikel
Vermis cerebelli	Kleinhirnwurm
Vertebra	Wirbel

– cervicalis	Halswirbel
– lumbalis	Lendenwirbel
– prominens	siebter Halswirbel
– thoracica	Brustwirbel
Vertebra (lat.), Spondylos (griech.)	Wirbel
Vesica	Blase
– fellea (V. biliaris)	Gallenblase
– urinaria	Harnblase
– seminalis	Samenblase
Vestibulum	Vorhof
– nasi	Nasenvorhof
– oris	Mundhöhlenvorhof
– vaginae	Scheidenvorhof
Vibrissa	Nasenhaar
Viscera	Eingeweide
Viscerocranium	Gesichtsschädel
Visus	Sehschärfe
viszeral	die Eingeweide betreffend
Vomer	Pflugscharbein
Vulva	Scham

Z

Zona fasciculata	mittlere Schicht der Nebennierenrinde, bildet die Glukokortikoide (Cortisol)
Zona glomerulosa	äußerste Schicht der Nebennierenrinde, bildet die Mineralokortikoide (Aldosteron)
Zona reticularis	innerste Schicht der Nebennierenrinde, bildet Androgene
Zygote	befruchtete Eizelle
Zytogenese (Mitose)	Zellteilung
Zytoskelett	faden- oder röhrenförmiges Stützgerüst der Zelle
Zytosol	flüssige Phase des Zellplasmas